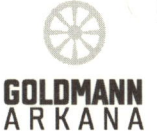

GOLDMANN
A R K A N A

Buch

Am menschlichen Darm befindet sich ein Nervenzentrum, das sozusagen als zweites Gehirn die Körperfunktionen kontrolliert und reguliert. Daraus erklärt sich die zentrale Rolle der Bauchregion für alle möglichen physischen und sogar psychischen Prozesse.

Pallardys Behandlungserfolge gründen sich auf seine Beobachtung, dass der Bauch ausschlaggebend für die Gesundheit des gesamten Organismus ist. Er hat eine Methode entwickelt, die nicht nur bei Verdauungsproblemen, Übergewicht, Schlaflosigkeit oder chronischer Müdigkeit erfolgreich wirkt, sondern auch bei Cellulitis, Kopfschmerzen und Depression. Auch die Alterungsprozesse des menschlichen Körpers lassen sich mit dieser Methode verlangsamen.

Bauchatmung, regelmäßiges und geruhsames Essen, bewusste Ernährung, Entspannungsübungen, Übungen für das Kopf- und das Bauchhirn, Selbstmassage und eine Bauch-Meditation sind die 7 Aspekte, die Pallardy zu einem Übungsprogramm aufbereitet hat. Leicht in Selbsthilfe anwendbar, bietet »Bauchgefühl« einen wichtigen Schlüssel für die eigene Gesundheit und das eigene Wohlbefinden.

Autor

Pierre Pallardy ist Osteopath, Ernährungswissenschaftler und Physiotherapeut. Er wuchs in Frankreich unter sehr schwierigen Verhältnissen auf und hatte von klein auf unter Magenproblemen zu leiden. Wohlbekannt aus eigenem Leiden sind ihm daher viele physische und psychische Beschwerden, die er seit über 30 Jahren bei seinen Patienten erfolgreich behandelt. Seine Spezialgebiete sind Rückenschmerzen, Übergewicht, Stressbewältigung und Schlafprobleme. Pallardy wohnt mit seiner Frau auf der Ile de Ré vor der französischen Atlantikküste, wo sie zusammen auch Wellnessseminare anbieten.

Besuchen Sie Pierre Pallardy auf seiner Website:
www.pallardy.com

Pierre Pallardy

Bauchgefühl

Praktische Schritte zur Heilung
von Verdauungsproblemen,
Übergewicht, Schlaflosigkeit,
Kopfschmerzen und Depression

Aus dem Französischen
von Rita Höner

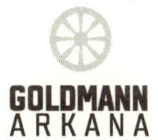

GOLDMANN
ARKANA

Die französische Originalausgabe erschien 2002
unter dem Titel »Et si ça venait du ventre?«
bei Éditions Robert Laffont, Paris.

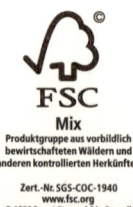

FSC
Mix
Produktgruppe aus vorbildlich
bewirtschafteten Wäldern und
anderen kontrollierten Herkünften

Zert.-Nr. SGS-COC-1940
www.fsc.org
© 1996 Forest Stewardship Council

Verlagsgruppe Random House FSC-DEU-0100
Das für dieses Buch verwendete FSC-zertifizierte Papier
Super Snowbright liefert Hellefoss AS, Hokksund, Norwegen.

2. Auflage
Deutsche Erstausgabe Februar 2008
© 2008 der deutschsprachigen Ausgabe
Arkana, München
in der Verlagsgruppe Random House GmbH
© 2002 Éditions Robert Laffont, Paris
Umschlaggestaltung: Design Team München
Umschlagfoto: getty-images/doublepoint
Redaktion: Daniela Weise
WL · Herstellung: CZ
Satz: Barbara Rabus
Druck und Bindung: GGP Media GmbH, Pößneck
Printed in Germany
ISBN 978-3-442-21804-2

www.arkana-verlag.de

Ich widme dieses Buch allen Therapeuten, Ärzten, Osteopathen, Physiotherapeuten, Krankenschwestern, Kranken-
pflegern und Hebammen, die sich die Zeit nehmen, ihren
Patienten die Hände aufzulegen, sie zu trösten, ihnen die
Schmerzen erträglich zu machen und sie auf den manchmal so schwierigen Weg der Heilung zu führen.

Von ganzem Herzen danke ich meiner Gattin Florence, die
mich seit 35 Jahren unablässig darin unterstützt, meine
Methode weiterzugeben.

Wenn ich Sie davon überzeugen kann, dass Ihre Gesundheit
von Ihnen abhängt, habe ich mein Ziel erreicht.

Pierre Pallardy

Inhalt

Einführung

In meiner Eigenschaft als Therapeut beschäftige ich mich seit vielen Jahren mit Patienten, die unter den verschiedensten körperlichen und fast immer auch psychischen Beschwerden leiden, ständig Schmerzen haben und manchmal von schlimmen Qualen heimgesucht werden, die ihnen jegliche Lebensfreude nehmen. Sie alle warten auf eine Lösung, die ihr Problem beseitigt und ihnen neben reibungslos funktionierenden Organen, Körpersystemen und Muskeln jenes Gefühl von innerem Frieden, Fülle und Glück beschert, das man Gesundheit nennt und auf das jeder Einzelne von uns einen Anspruch hat.

Ich sehe diesen Patienten in die Augen, und in fast allen Fällen brauche ich sie gar nicht erst zu bitten, ihre Geschichte zu erzählen. Ich kenne sie schon. Diese Männer und Frauen, die vor Schmerzen nicht mehr ein noch aus wissen, sind von Arzt zu Arzt, von Spezialist zu Spezialist gezogen. Sie haben aufwändige Diätpläne befolgt, Serien von Spritzen hinter sich, alle möglichen Behandlungen ausprobiert, Wundermittel geschluckt, vom Antidepressivum zum Megavitaminprodukt gewechselt; sie haben in allen Richtungen gesucht, beseelt von der immer wieder neuen und immer wieder enttäuschten Hoffnung, dass ihre Schmerzen enden mögen.

Es stimmt, der Alltag ist voller Fallen. Ein zum Bersten überladener Terminkalender hat uns fest im Griff, und wir haben keine Zeit, tief durchzuatmen noch uns zu entspannen. Wir essen zu schnell, irgendwo, irgendwie, Nahrungsmittel ohne Nährwert, zu fett, zu süß. Oft betreiben wir in der Meinung, uns etwas Gutes zu tun, eine Gymnastik, die zu strapaziös ist, oder einen Sport, der für unsere körperliche Verfassung oder unser Alter nicht passt. Nichts hilft gegen die Erschöpfung, die Schlaflosigkeit, die uns die Nächte vergällt, die überflüssigen Pfunde, die sich trotz aller Anstrengungen ansammeln und unsere Figur entstellen, oder die immer wiederkehrenden Rückenschmerzen, die uns lahmlegen; nichts befreit uns von Rheuma, sexuellen Problemen – Frigidität, Impotenz – oder Allergien. Oft entdecke ich auf dem Gesicht, der Haut dieser Patientinnen und Patienten die Anzeichen für eine Art Verfall, für ein vorzeitiges Altern. Und fast immer erkenne ich bei diesen noch jungen Frauen – und man kann sehr lange jung sein –, diesen Männern, die das Leben in vollen Zügen genießen müssten, gleichsam in Vorwegnahme einer Resignation eine Spirale von Niedergeschlagenheit und Depression, diesen Übeln unserer Zeit.

Mich bestürzt das immer zutiefst, denn auf Grund meiner Erfahrungen, die ich als Osteopath, Ernährungsberater und manuell arbeitender Therapeut in über 35 Jahren praktischer Tätigkeit, Beobachtung und Lernen erworben habe, weiß ich, dass diese körperlichen und seelischen Desaster in fast allen Fällen vermieden oder beseitigt werden können. Vorausgesetzt, Sie ändern ein paar Alltagsgewohnheiten, essen und atmen anders, halten sich an ein paar einfache Verhaltensregeln und sehen sich selbst mit anderen Augen. Und vorausgesetzt, Sie erkennen, dass all diese Übel ihren Ursprung in Ihrem

Bauch haben. Wenn er wieder gesund wird, kehren auch Ihre Ausgeglichenheit, Ihre Gelassenheit und Ihre Lebensfreude zurück.

Das Zentrum des Lebens

Aber ja, es liegt am Bauch, auch wenn das nicht immer logisch oder offensichtlich zu sein scheint. Ich weiß es, seit ich als Therapeut Schmerzen bekämpfe mit der ganzen Kraft meines Bedürfnisses zu heilen, Störungen zu beseitigen und die Menschen mit sich selbst zu versöhnen. Der Bauch ist das Zentrum des Lebens. Seit jeher, auch schon als ganz junger Therapeut, geht mein erster Reflex dahin, meine Hände zum Bauch des Patienten wandern zu lassen – ganz gleich, über welche Beschwerden er klagt.

Schon 1979 in meinem ersten Buch, *La Grande Forme*, habe ich betont, wie wichtig es ist, den Bauch gesund zu halten und ihn permanent mit Sauerstoff zu versorgen. In *En pleine santé* beschrieb ich 1981, dass zwischen funktionellen Störungen und Dysfunktionen des Bauches enge Verbindungen bestehen. 1987 stellte ich in *Manger pour guérir* eine sanfte Methode vor, um Kopf und Körper in Einklang zu bringen. Damals schrieb ich: »Seit mehr als 20 Jahren sehe ich in meiner Sprechstunde Männer und Frauen, die mir sagen: Mir tut der Rücken, der Nacken, das Gelenk weh, ich bin völlig erschöpft; ich schlafe schlecht; ich habe schreckliche Migräneanfälle; ich bin nervlich am Ende, furchtbar ängstlich; alles ist mir zu viel.« Ich untersuchte dann ihren Rücken, ihre Arme und Beine, ihre

Halswirbelsäule und stellte Versteifungen, Verspannungen und Blockaden fest, aber beim Abtasten entdeckte ich auch einen harten, verspannten, aufgeblähten Bauch. Und extrem schmerzhafte Punkte auf bestimmten Nervengeflechten oder entlang bestimmter Meridiane. Ich massierte vorsichtig den Bauch dieser Patienten und versuchte, ein Nervengeflecht nach dem anderen zu lockern. Ich spürte, wie sie sich im Lauf der Behandlung entspannten. Sie waren auf dem Weg der Heilung.

In *Maigrir sans regrossir* sprach ich mich vehement gegen Diätpläne aus und empfahl zum Abnehmen eine Methode, bei der mittels meiner so genannten »Entspannungsatmung« mehr Sauerstoff aufgenommen wird, was den Kreislauf von Nahrungsassimilation und Ausscheidung direkt beeinflusst. Ich wies darauf hin, dass meine Methode nicht nur überflüssige Pfunde wegschmelzen lässt, sondern sich auf alle funktionellen Störungen positiv auswirkt – etwa Schlaflosigkeit, Erschöpfungszustände, Hautkrankheiten, depressive Verstimmungen, Allergien.

In *Plus jamais mal au dos* schließlich – das für viele eine Offenbarung war, auch für Spitzensportler, die nicht zögerten, das auch in der Öffentlichkeit zu verkünden – stellte ich dar, dass die meisten Fälle von Rückenschmerzen, einschließlich immer wieder auftretender Ischiasschmerzen, chronischer Kreuzschmerzen, Neuralgien und Rheuma, keine Chance mehr hatten, wenn die Bauchgesundheit wiederhergestellt wurde, etwa durch meine Entspannungsatmung und richtiges Essen.

Im Lauf der Jahre hat sich diese instinktive Gewissheit verstärkt – die, wie ich später erzählen werde, auf meiner persönlichen Erfahrung beruht. Der Bauch war für mich nicht nur ein mechanisches Gebilde, ein System von Röhren, das allzeit aktiv und damit beauftragt war, die Nahrung zu assimilieren und Abfallprodukte und Körpergifte auszuscheiden. Der Bauch ist, so behauptete ich, ein »zweites Gehirn«, und bei der Wiederherstellung von Gesundheit und Wohlbefinden spielt er eine entscheidende Rolle. Patienten, Kollegen und manche Ärzte amüsierten sich manchmal darüber, aber ich ließ nicht locker. »Es bringt nichts, eine funktionelle Störung, und seien es Rückenschmerzen oder eine hartnäckige Migräne, lokal zu behandeln, wenn nicht in erster Linie der Bauch in Ordnung gebracht wird«, erklärte ich. Ich konnte noch so gelehrt daran erinnern, dass der Bauch in der Antike als Sitz der Seele gegolten hatte, dass die östlichen Medizinsysteme ihre Lehren um ihn herum konstruierten, dass chinesische Ärzte den Bauch eines Patienten befragten, indem sie seinen Puls nahmen und das Herz abhörten – es war alles umsonst. Ich berief mich auf die noch zaghaften Mitteilungen von Ärzten, die darauf hinwiesen, dass der Bauch Immunzellen produzierte, genauso wie das Rückenmark und in den gleichen Mengen – man hörte mir höflich zu. Und damit hatte sich der Fall.

Die spektakulären Resultate, die ich erzielte, überzeugten die Skeptiker nicht. Ich denke da vor allem an jenen bedeutenden Krankenhausarzt, der unter einer schmerzhaften Nervenentzündung im Nacken-Schulter-Arm-Bereich litt, gegen die jedes Schmerzmittel machtlos war; er hatte zahlreiche Kollegen konsultiert, die verschiedensten Behandlungen mitgemacht (entzündungshemmende Mittel, Einspritzungen, Massagen, Physiotherapie), ohne dass eine Besserung eingetreten war. Ich konstatierte, dass sein Bauch in einem jämmerlichen Zustand war. Ich gab ihm ein paar manuelle Bauchbehandlungen, verbot ihm seine sechs bis sieben Tassen Kaffee pro Tag, hielt ihn dazu an, regelmäßig und langsam zu essen, ließ ihn meine Entspannungsatmung machen und erreichte so eine Besserung, für die er mir noch heute dankbar ist – und dabei hatte ich mich mit seiner kranken Schulter gar nicht beschäftigt.

Aber ich predigte tauben Ohren.

Und plötzlich, um das Jahr 2000, erschienen in höchst angesehenen medizinischen Fachzeitschriften diverse Artikel, vor allem in den USA. Lange und sehr gründliche Forschungen hatten zu erstaunlichen Ergebnissen geführt:

► Der Bauch ist in struktureller und neurochemischer Hinsicht tatsächlich ein zweites Gehirn, das direkt mit dem Gehirn im Schädel verbunden ist, zu dem es komplementär ist.

► Der Bauch stellt mit Hilfe des Darms zwischen 70 und 85 Prozent der Immunzellen des Körpers her. Sie versorgen die Organe, garantieren unser Überleben und schützen uns vor schweren Krankheiten.

► Der Bauch produziert außerdem die so genannten »Interstitialzellen«, die für die reibungslose Arbeit der Muskeln wichtig sind.

► Der Bauch beherbergt ein komplexes und ungeahntes Netz von Neurotransmittern (bzw. Botenstoffen), von Neuromodulatoren, von Molekülen, die mit denen des Kopfhirns identisch sind. Zu diesen Mikro-Produkten gehören Serotonin, Melatonin, Acetylcholin, Adrenalin und die Netrine, insgesamt etwa 30. Die Entdeckung weiterer Substanzen wird nicht auf sich warten lassen.

▶ Michael D. Gershon, Professor an der Columbia Universität (New York) und Spezialist für Anatomie und Zellbiologie, veröffentlichte 1999 ein Buch, das eine echte Sensation war: *The Second Brain* (»Das zweite Gehirn«). In diesem Ergebnis dreißigjähriger Forschungen schreibt Gershon: »Unsere beiden Gehirne, das in unserem Kopf und das in unserem Bauch, müssen zusammenarbeiten. Ist das nicht der Fall, herrscht im Bauch das Chaos und im Kopf der Katzenjammer.«

Professor Gershon weist nach, dass zwischen den beiden Gehirnen eine in beide Richtungen verlaufende chemische Aktivität besteht, die über den Vagusnerv (Nervus vagus oder kurz Vagus) vonstattengeht. Der Bauch soll sogar zu Geschmacksempfindungen in der Lage sein. Ein Team von der Bostoner Universität hat im Magen und im Darm von Mäusen Rezeptoren für den bitteren Geschmack identifiziert!

Alles, was ich rein intuitiv wusste, findet sich so bestätigt und wird in diesem außergewöhnlichen Buch wissenschaftlich belegt: Wenn wir den Bauch behandeln, wenn wir seine oft (durch Magenschleimhautentzündungen, Dickdarmentzündungen, Verstopfung, Durchfall etc.) beeinträchtigten oder veränderten Funktionen wiederherstellen, wenn wir ihn, kurz gesagt, wieder gesund machen, wirkt sich das wohltuend, entspannend und heilend auf alle körperlichen und seelischen Beschwerden des Patienten aus und stärkt seine Immunabwehr. Selbst in meinen kühnsten Träumen hätte ich es nie gewagt, so weit zu gehen wie Professor Gershon. Ich möchte hier nur einige Beispiele zitieren (mehr dazu finden Sie in Teil 3 wieder). Gershon beweist, dass die elementaren Faktoren der Alzheimer-Erkrankung, die Proteinablagerungen (amyloide Plaques), gleichzeitig im Gehirn und im Darm entstehen. Entsprechendes gilt für die Parkinson-Krankheit.

Bei der Lektüre von Gershons Buch habe ich auch begriffen, warum eine angemessene, auf meiner Methode aufbauende Behandlung des Bauchs immer das Herz-Kreislauf-System und Diabetes verbessert, den Blutdruck reguliert, das »schlechte« Cholesterin senkt und Muskel- oder Rheumaschmerzen beseitigt. Und warum eine solche Therapie Serotonin-abhängige psychische Beschwerden (Ängstlichkeit, Angst, Depression) lindert – auch Serotonin wird von beiden Gehirnen produziert.

Unsere Immunität kommt aus dem Bauch

Bei meinen manuellen Bauchbehandlungen habe ich oft beobachtet, dass ich so ähnlich wie ein Psychiater oder ein Psychoanalytiker Emotionen, Störungen und tief verschüttete Emotionen zu Tage förderte, die seit der Kindheit verdrängt worden waren und oft zu sehr schmerzlichen Störungen geführt hatten. Es überraschte mich immer wieder, aber viele Male haben sich Patienten, deren Bauch ich manuell behandelte, mir plötzlich anvertraut, ohne selbst zu wissen, wie es dazu kam. Ich wusste dann, dass ich mit meinen Händen einen schmerzlichen, verschlossen Bereich ihres Unbewussten erreicht hatte, dass ich eine Erinnerung oder Erschütterung geweckt hatte, die bislang verborgen gewesen war. Manchmal löste ich eine Art Nervenkrise aus, mit Tränen, Schluchzern, Krampfanfällen, Zittern – eine Bodenwelle, die aus der Vergangenheit kam, und eine Flut von Worten, die zum Bekenntnis wurde. Heute wundern mich solche Phänomene nicht mehr, denn ich kenne die Rolle der vom Bauch produzierten Neurotransmitter und weiß, wie wichtig die Verbindung und die Koordination der beiden Gehirne ist. Ich glaube, dass die Pioniere der Psychoanalyse diese wechselseitige Beziehung geahnt haben: Ich habe gelesen, dass Freud und Jung die Angewohnheit hatten, ihre Hände auf Kopf und Bauch ihrer Patienten zu legen, wenn Wichtiges zur Sprache kam. Manche Leute haben sogar behauptet, der Schöpfer der Psychoanalyse hätte zu Beginn seiner Karriere den Bauch seiner Patienten massiert. Sehr oft ist es mir ziemlich schnell gelungen, Beschwerden zum Verschwinden zu bringen oder sie zumindest erträglich zu machen, indem ich die Nervosität und die Ängste meiner Patienten abstellte. Mir ist jetzt klar, dass der Erfolg meiner Behandlungen darauf beruhte, dass ich die Harmonie der zwei Gehirne wiederherstellte, und dass sich nach dem Abklingen dieser psychischen Malaisen Schlaflosigkeit, depressive Verstimmungen, sexuelle Störungen etc. oft spektakulär besserten.

Fehlfunktionen des Bauches sind tatsächlich für zahlreiche Beschwerden verantwortlich, sogar für solche, die ihrem Wesen nach (ich denke hier an Rückenschmerzen, Erschöpfung, kosmetische Probleme, Schlaflosigkeit etc.) mit diesem Teil unseres Körpers überhaupt nichts zu tun zu haben scheinen.

Hier stelle ich Ihnen nun eine lange überdachte Methode mit Atmungs- und Ernährungsempfehlungen zur Verfügung, mit deren Hilfe Sie die Gesundheit Ihres Bauches beobachten und erhalten können und die Harmonie dieses zweiten Gehirns mit dem Gehirn im Schädel sicherstellen. Mein Konzept bietet eine Lösung für die zahlreichen Probleme, unter denen Sie leiden oder möglicherweise eines Tages vielleicht leiden werden. Ich weiß, dass es funktioniert; meine Heilungen haben es mir bewiesen. Heute weiß ich aber auch, *warum* es funktioniert. Und bin ein bisschen stolz darauf, instinktiv den Schlussfolgerungen von Forschungslabors und Wissenschaftlern um mehr als 30 Jahre voraus gewesen zu sein.

Mit der Erhebung zum »zweiten Gehirn« hat der Bauch im medizinischen Sinn seinen Adelstitel erhalten. Gleichzeitig beobachte ich, dass er auch in gesellschaftlicher Hinsicht das »Fegefeuer« verlässt, in das wir ihn merkwürdigerweise verbannt hatten. Der Bund von Röcken und Hosen ist nach unten gerutscht, und junge Frauen schämen sich nicht mehr, ihren Nabel zu zeigen. Sie präsentieren ohne Komplexe in der Öffentlichkeit ihren Bauch und lassen sich den Nabel piercen wie früher die Ohrläppchen. Bauchtanz ist modern, und die Werbung bildet die Rundungen schwangerer Frauen im Großformat ab. Diese veränderte Einstellung beobachte ich auch auf meinem Massagetisch. Als ich – lange vor meinem Doktortitel in Osteopathie und meinem Studium als Ernährungsberater – mit der manuellen Therapie anfing, bemerkte ich bei den Männern und Frauen, die sich auf meinem Massagetisch ausstreckten, immer eine gewisse Reserviertheit, wenn meine Hände sich instinktiv ihrem Bauch näherten. Vor allem bei den

Frauen. Als würde ich ihre Intimität verletzen, eine verbotene Grenze überschreiten. Heute hat sich das grundlegend verändert; Männer und Frauen überlassen sich ohne Scheu meinen manuellen Behandlungen, und oft bitten sie mich sogar darum – obwohl das Durchkneten der Nervengeflechte über Darm, Leber oder Gallenblase anfangs ziemlich schmerzhaft ist.

Unser zweites Gehirn hat eine große Zukunft

Die Auswirkungen der Methode, die ich Ihnen in diesem Buch vorstelle, sind vielleicht noch facettenreicher, durchschlagender und weitreichender, als heute vermutet wird. Ich bin überzeugt, dass Sie sich vor den Hauptrisiken der modernen Konsumgesellschaft schützen, wenn Sie meinen Empfehlungen folgen und sich so um Ihren Bauch kümmern, dass er gut funktioniert. Wenn Sie die Quantität und sicher auch die Qualität der von Ihrem Bauch produzierten Immunzellen verbessern, verringern Sie mit großer Wahrscheinlichkeit die Chancen für einen Angriff durch Krebszellen: Es ist bekannt, dass in den reichen Ländern, in denen die Lebenserwartung kontinuierlich zunimmt, eine von zwei Personen in ihrem Leben mit der Diagnose »Krebs« konfrontiert wird. Aber auch schon jetzt leistet meine Methode – Wiederherstellung der Bauchgesundheit und Harmonisierung der beiden Gehirne – einen wichtigen Beitrag für Patienten, die sich einer Chemotherapie oder Bestrahlungen unterziehen müssen. Den Beweis dafür sehe ich jeden Tag in meiner Praxis. Patienten mit Bluthochdruck oder anderen funktionellen Herzbeschwerden – dem anderen tragischen Leiden unserer Zeit – gibt meine Methode wirksame Waffen an die Hand, um eine medikamentöse Behandlung zu unterstützen, die Schäden zu begrenzen, die Kraft zum Weiterkämpfen nicht erlahmen zu lassen, die Erholung nach einem chirurgischen Eingriff zu fördern und schließlich die Krankheit zu überwinden.

Mit aller angebrachten Vorsicht bin ich nach der Analyse der jüngsten Forschungsergebnisse zu glauben geneigt, dass ein gesundes zweites Gehirn, dessen Verbindung zum Gehirn im Schädel intakt ist, die meisten funktionellen Störungen heilen kann; es ist ein Verbündeter bei zahlreichen Krankheiten, wirkt psychischen Missempfindungen entgegen und verzögert den Alterungsprozess. Kurzum: Es sorgt dafür, dass wir unser Leben gesund genießen können.

1. Wo habe ich meine Methode her?

Die Erinnerungen, die ich an meine Kindheit habe, sind düster und quälend; wenn ich Rückschau halte, steigen mir noch heute die Tränen in die Augen, zieht mein Herz sich zusammen, tut der Bauch mir weh. Ich war das zehnte Kind einer Mutter, die meine Geburt nicht überlebte. Mein Vater, ein rechtschaffener, rigider, sehr frommer und gütiger Mann, starb ein paar Jahre später, zermürbt vom Leid, überschwemmt von Ungerechtigkeit und finanzieller Not. Wie meine Brüder kam ich in Waisenhäuser, wurde bei schrecklichen so genannten »Pflegefamilien« untergebracht. Sie betrachteten die Kinder, die man ihnen anvertraute, meist nur als kostenlose Arbeitskräfte für ihren landwirtschaftlichen Betrieb. Die zentrale Empfindung, die sich heute hartnäckig in den Vordergrund schiebt, ist nicht die Angst, nicht der Mangel an Liebe, sondern der Hunger. Meine Brüder und ich waren nie satt: Es kam vor, dass wir Hühner fingen und sie aus Angst vor der Polizei an Ort und Stelle roh verschlangen. Wir brachten es fertig, in ein paar Minuten eine ganze Reihe reifer Erdbeeren, einen ganzen Obstbaum ratzekahl zu essen oder mehrere Liter Milch auf einmal zu trinken, die wir hier und da am Wegesrand stahlen.

Natürlich hatte ich auf Grund dieser chaotischen Ernährung ständig Bauchschmerzen. Auch diese schmerzliche Erinnerung ist eng mit meiner Kindheit verbunden. Ich habe die traurige Geschichte dieser Lebensphase in meinem Buch *Le cri du cœur* beschrieben. Bei jeder passenden und unpassenden Gelegenheit wiederholte ich: »Ich hab Bauchweh.« Mir war kalt, ich war traurig, ich fühlte mich allein und im Stich gelassen. Aber vor allem hatte ich Bauchweh.

Angesichts neuerer medizinischer Studien wundert mich das nicht. Auch wenn meine Brüder und ich Opfer von Unterernährung und einer chronisch chaotischen Essensweise waren – diese anhaltenden und manchmal unerträglichen Bauchschmerzen verrieten das Durcheinander, die Angst, die in meinem zweiten Gehirn einen körperlichen Ausdruck fanden. Manchmal schrie ich vor Schmerzen. Um mich besser zu fühlen, gab es nur eine Möglichkeit: Ich musste mich mit angezogenen Beinen auf den Rücken legen und in dieser Position meinen Bauch massieren. Ich hatte das Gefühl, als würde die Wärme meiner Hände in das Gewebe eindringen und für einen Moment den Schmerz abstellen. Mit einem warmen Ziegelstein oder einer Wärmflasche hätte ich sicher das Gleiche erreicht, denke ich heute. Nach ein paar Minuten jedenfalls klangen meine Schmerzen im Allgemeinen ab, und wenn ich die Geduld zum Weitermachen hatte, verschwanden sie schließlich ganz. Aber nur für kurze Zeit. Bei der ersten Anwandlung von Angst, beim ersten »Tiefschlag« – von denen es in der Lage, in der wir waren, viele gab –, nach einer zwanghaft hinuntergeschlungenen Mahlzeit waren die Bauchschmerzen wieder da, begleitet von Energielosigkeit oder heulendem Elend, von Schmerzen im Rücken oder in den Beinen.

Im Gymnasium von Lorgues in Südfrankreich, wo ich schließlich zur Zeit meines Abiturs strandete, und bei meinen ersten Jobs als Jugendlicher, die ich aufs Geratewohl annahm, um ein bisschen Geld zu haben und meine Studien zu finanzieren – Auslieferungsfahrer, Tellerwäscher, Kellner, Strandjunge, Fotograf –, hingen diese stechenden Bauchschmerzen wie ein ständiges Damoklesschwert über mir. Den jungen Erwachsenen verschonten sie nicht: Ich spürte sie kommen mit ihrem Gefolge an so genannten »nervösen« Störungen, Anfällen von Melancholie, verzweifeltem Aufbegehren und immer dieser fürchterlichen Erschöpfung. Ich spürte, wie sie in mir hochstiegen, und wusste, dass ich ihnen nie entkommen würde.

Eine Zeit lang hoffte ich, dass der Sport mir einen Ausweg bieten würde. Und tatsächlich, Schwimmen, Joggen, Fahrradfahren schienen mich zunächst zu schützen. Ich fühlte mich besser, ausgeglichener. Aber die Bauchschmerzen kamen wieder. Heute verstehe ich meinen Irrtum: Ich hatte meinen schmerzenden Bauch überfordert; ich hätte zuerst ihn behandeln müssen. Eigentlich hatte ich das Gegenteil von dem erreicht, was ich erreichen wollte: Ich hatte meine funktionellen Beschwerden – Erschöpfung, Schmerzattacken, Krämpfe, Reizbarkeit, Schlaflosigkeit – verschlimmert und mein Gleichgewicht, mein Kapital an Selbstvertrauen erschüttert. Die Bauchschmerzen waren weiter da und verstärkten sich während meines Militärdienstes, den ich als Fallschirmspringer in Algerien absolvierte und mit dem Grad eines Oberleutnants verließ. Ich konsultierte Magen-Darm-Spezialisten, schluckte die verschiedensten Medikamente, sorgte im Rahmen des Möglichen für eine ausgewogene Ernährung, aber mein Bauch warf weiter seinen bedrohlichen Schatten – auch nach meiner Heirat mit Florence, die ich am Strand von Cavalaire im Departement Var kennen gelernt hatte: Ich war glücklich, aber mit meinem Bauch war ich noch nicht im Reinen.

Es ist merkwürdig, aber erst später, durch die Behandlung anderer, erkannte ich die wahre Dimension meines Problems und fand die Lösung. Durch einen Zufall entdeckte ich, dass ich von meinem Vater die Gabe zu heilen geerbt hatte. Am Strand von Saint-Aygulf, wo ich als Strandjunge arbeitete, hatte ein Hexenschuss meinen Arbeitgeber bewegungsunfähig gemacht. Spontan schlug ich ihm eine Massage vor. Für mich war das keine Premiere: Schon oft hatte ich auf den Bauernhöfen oder im Gymnasium die Schmerzen von Freunden gelindert. Ein paar Tage später klagte ein Klient, der regelmäßig mit seiner Frau Françoise zum Mittagessen an den Strand kam, ebenfalls über Rückenschmerzen: »Versuch es mal mit Pierre«, riet mein Chef ihm. »Er hat eine Gabe, mich hat er geheilt.« Der Patient hieß Pablo, Pablo Picasso. Er saß auf einem Stuhl und wandte mir seinen – sehr muskulösen – Rücken zu. Ich setzte mich hinter ihn auf einen anderen Stuhl. »Legen Sie die Arme angewinkelt auf den Tisch und dann die Stirn darauf«, wies ich ihn an.

Widerwillig gehorchte er. Ich machte es mir bequem, verankerte meine Füße im Boden und massierte ihn kräftig und bis tief ins Gewebe hinein. Picasso stöhnte vor sich hin; ich drückte mit beiden Daumen seine Wirbelsäule entlang. Picasso überließ sich jetzt ganz meinen Händen; ich bearbeitete seinen Rücken, gab mein Bestes. Zum Schluss legte ich ruhig die Hände auf seinen Rücken, wie mein Vater es getan hatte, um die Energie auszugleichen, und entdeckte überrascht, dass Picasso eingeschlafen war. Als er später noch einmal Schmerzen hatte, rief er mich zu sich, nach Vallauris, und diesmal behandelte ich, ohne weiter nachzudenken, seinen Bauch.

Meine Berufung wurde deutlicher. Ich wusste, dass ich Schmerzen lindern konnte. Es war zu einem Bedürfnis geworden, einer Leidenschaft. Erste und entscheidende Beobachtung: Der Bauch der Patienten war fast immer hart, verspannt, aufgebläht. Egal ob ein Klient mich wegen Rücken-, Schulter-, Kopfschmerzen oder anderer Beschwerden konsultierte – von nun an wanderten meine Hände als Erstes zu seinem Bauch, ich befragte ihn, tastete ihn ab und massierte ihn, zuerst leicht an der Oberfläche, dann fest in die Tiefe hinein. Dabei folgte ich instinktiv dem Verlauf der Meridiane und Nervengeflechte. Fast immer förderte ich eine Fehlfunktion zu Tage, Darmbeschwerden, Krämpfe oder Verstopfung. Fast ohne darüber nachzudenken, machte ich mich mit meinen Händen daran, diese Störung zu behandeln, und registrierte die Folgen; sie waren offensichtlich und überraschten mich. Die Bauchbehandlung konnte funktionelle Störungen positiv beeinflussen! Bei mir selbst – und das war nicht das uninteressanteste Ergebnis – konnte ich jetzt diese schrecklichen Erschöpfungszustände beenden, die mich schon so lange plagten. Meiner Gewohnheit entsprechend streckte ich mich auf dem Rücken aus, und anstatt mich vorsichtig zu massieren, kniff ich zunächst fest in die Haut hinein und walkte anschließend den Bauch fünf bis sechs Minuten kräftig durch, was ziemlich wehtat. Ich war dabei wie im Rausch, aber es ging mir gut. Es war, als hätten diese bewusst ausgelösten Schmerzen die verschütteten tiefen Schmerzen an die Seite gefegt. Und tatsächlich: Meine ewigen Bauchschmerzen, diese unbarmherzigen Begleiter meines Lebens, wurden nach diesen Sitzungen immer seltener. Natürlich beschloss ich weiterzumachen: Ich brauchte mich dazu gar nicht mehr auf den Rücken zu legen. Ich massierte meinen Bauch im Sitzen. Es war eigentlich klar, und wieder diktierte mein Instinkt mir mein Verhalten und zeigte mir den Weg zu meiner späteren Methode: Durch die fest zupackenden Selbstmassagen verkrampften sich meine Hände. Um sie zu lockern, war ich gezwungen, tief und regelmäßig zu atmen. Auf diese Weise entdeckte ich, wie unglaublich wirkungsvoll die Koppelung von Massage und Atmung ist: Ich war eindeutig weniger erschöpft, schlief besser, war weniger gereizt, und meine Bauchschmerzen wurden noch seltener.

Ich erinnere mich genau an diesen entscheidenden Augenblick meiner Karriere als Therapeut: Ich hatte das Geheimnis des Wohlbefindens verstanden, mich mit dem Leben versöhnt, aber gleichzeitig ärgerte ich mich maßlos, wenn ich an all meine nutzlosen Bemühungen dachte, an die unzähligen teuren Besuche bei Ärzten und die vielen Medikamente, die ich geschluckt hatte.

Aber der Stolz überwog. Ich war kein Sklave meines Bauches mehr, hatte gelernt tief zu atmen, und mir wurde bewusst, dass ich die Grundlagen kannte, auf die ich eine Methode aufbauen wollte, deren immense Möglichkeiten ich ahnte: Ich wollte den Bauch, in dem zu diesem Zeitpunkt noch niemand ein eigenständiges zweites Gehirn vermutete, bis in die Tiefe behandeln und den Leuten beibringen, wieder richtig zu atmen. Als ich dann dank Florence anfing, regelmäßig und in Muße zu essen, ohne Stress und Hektik, verschwanden meine Schmerzen endgültig. Und mir wurde klar, warum die Bauchschmerzen meiner Patientinnen und Patienten sich schneller verabschiedet hatten als meine eigenen: Ihr Leben war weniger schwierig. In jener Phase meines Lebens war es oft vorgekommen, dass ich um 4 Uhr morgens aufstand, Krankenbesuche machte, ins Krankenhaus zum Praktikum hetzte, Abendkurse an der Krankengymnastikschule von Boris Dolto absolvierte und den Tag sehr spät mit weiteren Behandlungen abschloss. Ich war ständig am Wirbeln, ernährte mich absolut chaotisch und aß in den seltenen freien Momenten das, was mir gerade unter die Finger kam. Ich wusste noch nicht, dass regelmäßiges und langsames Essen ein zentraler Baustein meiner Methode werden würde.

Mit 28 hatte ich damit, ohne es richtig zu wissen, die wichtigsten Elemente meiner späteren Methode beisammen. Ich setzte meine Ausbildung fort und arbeitete sehr viel praktisch. Ich war glücklich, bestens in Form und ganz begeistert darüber, meine bohrenden Schmerzen endlich los zu sein. Mit Freude und Erstaunen nahm ich die Wunder zur Kenntnis, die ich an meinen Patienten vollbrachte. Ein paar Berühmte möchte ich nennen: den Modeschöpfer Cristóbal Balenciaga, den großen Tänzer Rudolf Nurejew, die Schauspielerin Audrey Hepburn, Mick Jagger, Frank Sinatra, die Schriftsteller Joseph Kessel und Romain Gary, Geschäftsleute und Persönlichkeiten des öffentlichen Lebens wie Sylvain Floirat, Gianni Agnelli, Jean Prouvost, die Schwestern Carita oder Hervé Mille.

Ich hatte *Medizinalrat Kersten* von Joseph Kessel gelesen und war fasziniert von der Geschichte Kerstens, dem Masseur Himmlers, der diesen wegen starker Bauchschmerzen behandelte. Kersten hatte das Glück gehabt, einen in Tibet ausgebildeten chinesischen Arzt kennenzulernen, Dr. Ko, der ihm beigebracht hatte, Meridiane und Nervengeflechte manuell zu behandeln. Ich hatte das instinktiv bei mir und meinen Patienten getan, ohne von der chinesischen Medizin irgendetwas zu wissen. Ich drängte Hervé Mille, den damaligen Herausgeber von *Paris Match*, mich seinem guten Freund Kessel vorzustellen; ich hoffte, Kersten zu begegnen. Es war zu spät, er war gerade gestorben. Kessel bat mich, seinen Nacken zu massieren, denn er litt unter heftigen Kopfschmerzen. Ich gehorchte. Anschließend bat ich ihn, sich auf den Rücken zu legen. Ich wollte seinen Bauch behandeln, der aufgebläht, verspannt und schmerzhaft war. Ich versuchte, seine Nervengeflechte und Meridiane mit der gleichen Energie zu behandeln wie Kersten. Kessel stöhnte und ächzte unter meinen Händen. Am Schluss sagte er mir: »Pierre, Sie stehen Kersten in nichts nach, Sie haben die gleiche Gabe wie er.« Dieser Satz veränderte mein Leben. Die Gabe zu heilen, die ich von meinem Vater geerbt hatte, erhielt durch ihn so etwas wie eine offizielle Bestätigung, und das bestärkte mich in meiner manuellen Therapiearbeit. Auch heute noch geschieht es häufig, dass Patienten mir sagen: »Keine Massage, die ich bis jetzt bekommen habe, hat so gut und schnell gewirkt!« Meine Arbeit an ihrem Bauch führt zu spektakulär positiven Ergebnissen bei Gelenk- und Rückenschmerzen, Erschöpfungszuständen, Schlafstörungen und sexuellen Problemen – was manchmal sogar den behandelnden Arzt überrascht. Ich hatte mich selbst geheilt und dadurch den Weg zu Gleichgewicht und Wohlbefinden gefunden. Ich hatte, ohne es zu wissen, die Harmonie der beiden Gehirne hergestellt. Von nun an konnte ich mit den manuellen Maßnahmen, die ich im Lauf der Zeit zur Perfektion entwickelte, ganz meiner Leidenschaft zu heilen leben.

Die ersten Anfänge meiner Methode lagen also in meiner Jugend. In meinen Studienjahren erhielt sie eine Struktur, die sich in den ersten Jahren meiner beruflichen Praxis bestätigte. Alles, was ich in zehn Jahren an Heil- und Krankengymnastik, Osteopathie und Ernährungslehre gelernt habe, hat mir im Hinblick auf die Anatomie, die Physiologie der Gelenke, das Knochengerüst, das Herz-, das Atem- und das neurovegetative System viel gebracht; ich habe viel gelernt über den Wert von Lebensmitteln, die Folgen einer Über- oder Unterversorgung und die negativen Konsequenzen von Diäten. Aber die Probleme der Bauchgesundheit waren damit nur angerissen ... Parallel zu meinen Studien behandelte ich Patienten aus allen gesellschaftlichen Schichten, aus allen Kulturkreisen. Ich erzielte bei ihnen gute Resultate, aber meine theoretischen Studien lieferten mir dafür keine Erklärung. Es war mir ein Rätsel. Warum wurde der Bauch so wenig beachtet?

Heute kenne ich die Antwort: Die enge Verbindung zwischen dem Gehirn im Kopf und dem Bauch, unserem zweiten Gehirn, war noch nicht bekannt.

2. Meine Methode

Sie beruht auf sieben Grundlagen: der Bauchatmung, einem regelmäßigen und langsamen Essen, der richtigen Auswahl Ihrer Lebensmittel, einem Sport, der Ihnen Spaß macht, meiner Gymnastik für die zwei Gehirne, Selbstmassagen und der Bauchmeditation. Jeder einzelne dieser Faktoren kann Ihr Befinden verbessern. Aber wenn Sie eine oder mehrere funktionelle Störungen endgültig loswerden wollen, lege ich Ihnen dringend ans Herz, alle sieben Gesundheitsregeln zu befolgen. Die Vernachlässigung auch nur einer einzigen bedeutet, dass Ihnen ein optimales Ergebnis entgeht.

1. Die Bauchatmung

Sie ist die wichtigste Voraussetzung für die unerlässliche Harmonie zwischen dem Gehirn im Schädel und dem zweiten Gehirn, dem Bauch. Ich bezeichne sie auch als »Entspannungs- und Wohlfühlatmung«; die gute Gesundheit Ihres Bauches beruht in erster Linie auf ihr. Wenn Sie diese Atmung erst erlernt (oder wiedererlernt) haben, werden Sie erstaunt große Veränderungen an sich feststellen und sie nicht mehr missen mögen.

2. Regelmäßiges und langsames Essen

Damit Ihr Bauch perfekt funktioniert und die Gesundheit Ihres gesamten Körpers garantiert, muss er nach bestimmten einfachen Regeln ernährt werden – Regeln, die die biologischen Rhythmen respektieren und jede Unterbrechung zum oberen Gehirn verhindern. Im Endeffekt geht es darum, sich ein paar gute (und angenehme) Gewohnheiten anzueignen.

3. Die richtige Auswahl Ihrer Lebensmittel

Essen Sie nicht irgendetwas. Verabschieden Sie sich von Diätplänen aller Art. Wählen Sie »Nährmittel«, die Ihnen schmecken, auf Ihre Probleme abgestimmt sind und ein paar Regeln befolgen, die Sie nicht in eine Zwangsjacke stecken. Die Gesundheit Ihres Bauches hängt davon ab.

4. Finden Sie einen Sport, der Ihnen Spaß macht

Damit Ihr Bauch seine Rolle ganz ausfüllt, Sie gesund erhält und Sie heilt, braucht er körperliche Aktivität und die Fähigkeit zu körperlichen Ausdauerleistungen. Sportliche Aktivitäten erfüllen diesen Zweck, aber beileibe nicht alle Sportarten sind gleichermaßen geeignet: Halten Sie sich an meine Empfehlungen, wenn Sie gleichzeitig Ihr Herz und Ihr Nervensystem stärken und sich – ganz wichtig – auch psychisch entspannen wollen.

5. Gymnastik für die zwei Gehirne

Die Harmonie der beiden Gehirne gehört zu den unverzichtbaren Grundlagen meiner Methode. Ihr Ziel ist ein flacher und muskulöser Bauch, ein biegsamer Rücken und bewegliche Gelenke. Die wenigen einfachen Übungen, die ich Ihnen vorschlage, sprechen beide Gehirne an und werden Ihnen schnell vertraut. Ihr Ausgangspunkt ist die Vorstellungskraft.

6. Selbstmassagen

Damit Ihr Bauch wieder gesund wird und auf Dauer optimal funktioniert, sollten Sie jeden Tag kurz Ihren Bauch und Ihren Kopf massieren. Das ist einfach, angenehm, entspannend und effizient. Halten Sie sich auch hier an die Empfehlungen, die ich aus meiner reichen Erfahrung schöpfe.

7. Die Bauchmeditation

Man weiß heute, dass der Bauch kein träges Organ, kein Röhrensystem ist, sondern de facto ein zweites Gehirn, der Sitz eines abstrakten, autonomen zellulären Lebens, das engstens an das Gehirn im Schädel gekoppelt ist. Denken Sie auch mit dem Bauch, lernen Sie sein Innenleben kennen! Es ist das Unterpfand dafür, dass Sie gesund werden und bleiben.

Die Bauchatmung

Fast alle Erwachsenen und Jugendlichen – zumindest die, die ich täglich in meiner Praxis erlebe – atmen nur halb. Durch den Druck der Gesellschaft – fast könnte man schreiben: der Zivilisation – haben sie die natürliche Atmung ihrer frühesten Kindheit verloren: Bis zum Alter von etwa zwei Jahren, das heißt, bis sich das Kind seines »Ichs« und der Beziehung zur Außenwelt bewusst ist, füllt es zugleich mit seiner Lunge auch seinen Bauch mit Luft. Und entleert sie wieder, instinktiv.

Dann kommt das Kind in der Welt von Stress, Angst und Einschüchterung an, kurzum bei den Emotionen, und beschleunigt seinen Atemrhythmus. Die natürliche, »spontane«, tierhafte tiefe Atmung der allerersten Kindheit macht der »sozialen« Atmung Platz, die sehr viel weniger tief ist; sie beansprucht nur Lunge und Bronchien und auch die nicht vollständig. Die Luftmenge, die in den Körper einströmt, verringert sich um die Hälfte. Das Kind »vergisst«, mit dem Bauch zu atmen. Das ist eine echte Katastrophe und zwar aus mehreren Gründen.

Zunächst einmal für den Bauch. Ohne die Zufuhr des lebensnotwendigen Sauerstoffs kümmert er vor sich hin und fängt an, nicht mehr richtig zu funktionieren. Tür und Tor stehen nun offen für neurovegetative Störungen (Darmentzündungen, schmerzhafte Krämpfe, Verstopfung), Probleme mit der Assimilation und der Ausscheidung von Nahrung und ihrem Rattenschwanz an fast automatischen Konsequenzen:

Erschöpfung, Schlaflosigkeit, Nervosität, Gewichtszunahme, sexuelle Störungen, Allergien etc.

Aber etwas noch Gravierenderes passiert: Durch den unbewussten Verzicht auf die Bauchatmung, die zu Beginn des Lebens dominiert, zerschneiden Sie unwissentlich den Kommunikationsstrang zwischen Ihrem Bauch, Ihrem zweiten Gehirn, und dem Gehirn im Schädel. Dieser Bruch ist der Ursprung vieler Übel und verstärkt die oben genannten Beschwerden. Wenn Ihre zwei Gehirne nicht harmonisch zusammenarbeiten, ist Ihre Gesundheit in ihrer Gesamtheit gefährdet. Es ist dann – trotz aller stimulierenden, antidepressiven oder angstlösenden Medikamente – fast unmöglich, jenen Zustand von Wohlbefinden und Entspannung zu erreichen, der eine Bedingung des Glücks ist.

Die unzureichende Atmung sieht bei Männern anders aus als bei Frauen. Bei Männern betrifft sie in erster Linie das Zwerchfell, bei Frauen eher Rippen und Brustkorb. Aber wenn sich die Atmung durch den Schock einer Emotion, einer Stress oder Angst auslösenden Situation beschleunigt, sind Männer und Frauen in gleichem Maße betroffen.

Eine Einatmung dauert im Großen und Ganzen etwas mehr als eine Sekunde, eine Ausatmung genauso lange. Wir atmen etwa 20 Mal pro Minute ein und aus, 1200 Mal in der Stunde und – unter Berücksichtigung der langsameren Atmung während einer siebenstündigen Schlafphase – 28000 Mal in 24 Stunden.

Die Atmung gibt dem Leben einen Rhythmus vor und ist eine Voraussetzung für unser Überleben. Weil sie das Blut immer wieder mit Sauerstoff auflädt, sorgt sie dafür, dass all un-

sere Organe und insbesondere unsere beiden Gehirne funktionieren. Damit dürfte klar sein, wie wichtig sie ist.

Aber wir atmen immer schlechter, immer schneller. Die
verschiedensten Verpflichtungen, die Flut an emotional auf-
geladenen, von Ungeduld und Stress gekennzeichneten Momenten, an Botschaften, mit denen wir am Arbeitsplatz und
in den Medien konfrontiert werden, unsere sitzende Lebensweise, die hastige Aufnahme schlecht gewählter Nahrungsmittel – kurz: unsere moderne Lebensweise – verschärfen diese
katastrophale Situation. Die leider immer schlimmer wird. Vor
20 oder 30 Jahren haben wir noch besser geatmet, weniger ab-
gehackt.

Emmanuelle, 27, hübsch und alleinstehend, Angestellte in
einer großen Firma, konnte praktisch nicht mehr schlafen.
Sie vertraute mir an, dass sie depressive Phasen hatte, auf die
Zeiten extremer Erregung folgten. Ihr Gefühlsleben war ein
einziges Auf und Ab. Zwei Mal in der Woche machte sie einen mit Musik unterlegten Gymnastikkurs, der mit einem Fitnesstraining verbunden war. Sie dachte, durch die körperliche
Erschöpfung könne sie sich abreagieren, ihre Ängste verjagen
und zu einem regelmäßigeren Schlaf finden. Ihr Essen wählte
sie ziemlich bewusst aus, aber sie aß zu schnell und trank drei
bis vier Tassen Kaffee pro Tag, einmal abgesehen von dem unverzichtbaren Kaffee zum Frühstück, ohne den sie nicht zur
Arbeit gehen zu können glaubte. Bei der Untersuchung fand
ich einen harmonisch muskulösen Körper vor, nur der Bauch
war beim Abtasten hart, verkrampft und schmerzhaft. Für
mich war klar, dass Emmanuelles sportliche Aktivitäten – zu
anstrengend, zu spät am Abend – ihre Erschöpfung verstärk-

ten und ihre biologische Uhr noch mehr durcheinanderbrachten. Ich konnte ihr begreiflich machen, dass die Vorbereitung auf den Schlaf schon ab 17 Uhr beginnen sollte und dass sie sich statt strapaziöser Übungen besser eine sanfte, langsame, entspannende Gymnastik suchen sollte. Außerdem überredete ich sie dazu, auf das Kaffeetrinken tagsüber zu verzichten; als Ausnahme ließ ich nur den Kaffee am Morgen gelten, den sie aber erst zu sich nehmen sollte, wenn sie etwas Festes gegessen hatte. Und ich empfahl ihr, langsamer zu essen. Sie war einverstanden, stündlich meine Entspannungsatmung zu machen. Drei Wochen später war sie wie verwandelt. Ihr Bauch war weich und entspannt, ihr Gesicht ausgeruht, und sie konnte wieder schlafen. Die wiedergefundene Bauchatmung hatte ihrem gesamten Organismus mehr Power gegeben. Sämtliche Organe und Drüsen hatten von diesem zusätzlichen Sauerstoff profitiert.

Lernen Sie, wieder mit dem Bauch zu atmen. Für mich ist das die erste Etappe, wenn Sie wieder gesund werden und sich wohl fühlen wollen. Vor allem aber wird so die Harmonie der beiden Gehirne wiederhergestellt.

Wenn der Bauch die ihm zugedachte Rolle wieder übernimmt

Meine erste Maßnahme besteht daher darin, Sie wieder mit der Bauchatmung vertraut zu machen – jener Atmung, die Sie auf natürliche Weise und ganz instinktiv in Ihrer frühesten Kindheit praktiziert haben. Sie ist weder schwierig noch anstrengend. Und das Wieder-Erlernen lohnt sich. Wenn Sie sie nach ein paar Tagen, höchstens ein bis zwei Wochen wieder beherrschen, merken Sie sofort, wie sehr Ihr Bauch und Ihr seelisches Befinden sich verändert haben. Die Chancen sind groß, dass Sie recht schnell den Eindruck von Entspannung und Wohlbefinden haben – was zeigt, dass Ihre beiden Gehirne zu ihrer Harmonie zurückgefunden haben und sich in Ihrem ganzen Körper ein neues Gleichgewicht ausbreitet.

Was müssen Sie dafür tun?

Machen Sie sich als Erstes klar, dass die Luft, die Sie einatmen, bis in Ihren Bauch gelangt – der dann die wichtige, essenzielle Rolle wiederfindet, die er in der Kindheit verloren hat. Diese Vorstellung ist die Richtschnur für die einfachen Maßnahmen, die ich Sie auszuführen bitte.

Ihr erster Schritt bei der Rückkehr zur Bauchatmung besteht darin, das Zwerchfell von Blockaden zu befreien. Dieser sehr starke Muskel, der zwischen Brustkorb und Bauch unterhalb des Herzens und oberhalb der Verdauungsorgane liegt, ist der eigentliche Dirigent der Tiefenatmung. Das Zwerchfell ist permanent in Aktion: Beim Einatmen senkt es sich nach unten, beim Ausatmen hebt es sich nach oben – etwa 20 Mal pro Minute, 1200 Mal in der Stunde, 28 000 Mal in 24 Stunden, wobei die Verlangsamung während des Schlafs berücksichtigt ist.

Die Spannweite dieser Auf-und-Ab-Bewegung bestimmt, wie viel Luft Sie aufnehmen und wie intensiv der Bauch an diesem Vorgang beteiligt ist. Und nebenbei bemerkt: Wenn Sie beim Ein- und Ausatmen die Bewegung des Zwerchfells verstärken, massieren Sie auf natürliche Weise Ihre Gallenblase,

Leber, Bauchspeicheldrüse, Milz und Darm – und das alles nur, weil Sie es wollen und sich ein bisschen mehr anstrengen. Außerdem fördern Sie so die Assimilation der Nahrung und die Ausscheidung. Und weil Sie Nervengeflechte stimulieren, die über den Vagus (siehe Kasten) direkt mit dem Kopfhirn verbunden sind, begünstigen Sie die unerlässliche Harmonie zwischen den beiden Gehirnen. Die Hypophyse, eine endokrine Drüse an der Schädelbasis, wird besser mit Sauerstoff versorgt und produziert infolgedessen mehr Endorphine, die auch als »Glückshormone« bezeichnet werden. Schon wenn Sie anderthalb Sekunden länger einatmen als gewöhnlich (und meine Bauchatmung bietet Ihnen sogar mindestens fünf zu-

Vagusnerv und Atmung

Die beiden Gehirne kommunizieren hauptsächlich mit Hilfe des »Nervus vagus«, der auch als Lungen-Magen-Nerv bezeichnet wird. Er entspringt an der Schädelbasis, verläuft den Hals hinunter, durchquert den Brustkorb und endet in der Bauchhöhle. Er durchläuft drei Körpersysteme: das Herz-Kreislaufsystem, das Atemsystem und das Verdauungssystem, und er innerviert Drüsen und Organe.

Im Atemtrakt innerviert der Vagusnerv die Schleimhäute der Atemwege (Rachen, Kehlkopf, Speiseröhre, Luftröhre, Lunge und Bronchien) und übermittelt den Rhythmus, die Stärke und die Frequenz der Atmung. Dank des Vagus wirkt sich jeder Atemzyklus, egal wie stark er ist, gleichzeitig auf beide Gehirne aus.

sätzliche Sekunden), erhöht das Kopfhirn seine Ausschüttung an Endorphinen, jenen wertvollen Verbündeten im Kampf gegen Stress und Angriffe von außen. Die Endorphine sorgen auch dafür, dass die verschiedenen Körpersysteme besser funktionieren. Die Folge: eine bessere Entwicklung der vom Bauch produzierten Immunzellen.

Versuchen Sie also, die Bewegung des Zwerchfells auszuweiten, indem Sie tiefer und langsamer atmen. Das scheint banal. Denn ist nicht jeder von uns unter bestimmten Umständen quasi gezwungen, schneller und tiefer zu atmen, etwa nach einer Anstrengung oder in einer Stresssituation, wenn der Körper mehr Sauerstoff verlangt? Was ich bei Ihnen zu erreichen hoffe, ist jedoch, dass Sie in allen Lebensumständen langsamer und tiefer atmen und den Bauch einbeziehen.

Lassen Sie also Ihr Zwerchfell frei schwingen, das stark dazu neigt, sich zu sperren und den Atemrhythmus zu beschleunigen und zu verkürzen. Stellen Sie sich gleichzeitig vor, dass die Luft, die Sie einatmen, zunächst in Ihren Bauch einströmt. Dies ist die Grundlage der Bauchatmung, die wir aufgegeben bzw. durch das moderne Leben verloren haben. Vielleicht wundern Sie sich über die Vorstellung, dass die Luft, die durch die Nase in den Körper eintritt, bis in den Bauch gelangen und dort verweilen kann. Aber es ist wirklich so. Sie werden es selbst spüren und merken, wie gut es Ihnen tut.

Es erfordert keine besondere Anstrengung, die eingeatmete Luft in den Bauch strömen zu lassen, nur ein bisschen Konzentration. Wenn Sie die Hand auf den Bauch legen, werden Sie schnell merken, wie er sich aufbläht und dann wieder einsinkt.

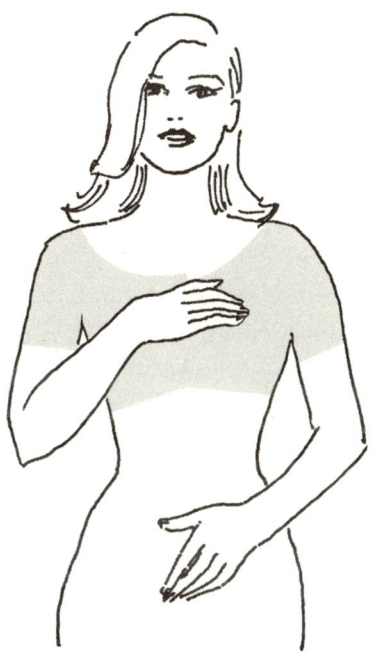

Am Anfang wird diese Empfindung fast unmerklich sein, aber dann wird sie immer offensichtlicher.

Sie werden feststellen, dass bei jedem Heben und Senken des Brustkorbs auch Ihr Bauch an Umfang zu- und abnimmt. Diese Bewegung ist natürlich weniger spektakulär als die des Brustkorbs, aber sie ist ganz klar vorhanden und mit zunehmender Gewohnheit deutlicher wahrnehmbar. Sie bedeutet einfach, dass Sie zur Bauchatmung zurückgefunden haben. Ihr ganzes Leben wird sich ändern.

Die Geheimnisse der Bauchatmung

In der Lernphase sollten Sie die Übung, die Sie zur unerlässlichen Bauchatmung zurückführt, im Liegen machen. Später können Sie das Ein- und Ausatmen, bei dem Sie gleichzeitig die Lunge und den Bauch aktivieren, in jeder beliebigen Körperhaltung ausführen – im Sitzen, im Stehen, in der Ruhe oder in der Bewegung. Diese Art der Atmung wird instinktiv und automatisch, sobald Ihr Bauch seine Freiheit zurückerhalten hat und die Luft, die Sie ihm schicken, ungehindert annehmen und abgeben kann. Wiederholen Sie das tiefe Ein- und Ausatmen in jeder Stunde fünf Mal hintereinander.

Die Bauchatmung ist ein Hauptpfeiler meiner Methode, und alle sonstigen Empfehlungen – Ernährung, körperliche Aktivität, die Rückeroberung der Stille mit Hilfe der Meditation, kurz: die Harmonisierung Ihrer beiden Gehirne – bauen auf ihr auf.

Sie haben jetzt Ihr Zwerchfell »befreit«, können es besser steuern, und dies garantiert, dass Ihre Atmung – an der jetzt auch Ihr Bauch beteiligt ist – langsamer und tiefer wird.

Erste Konsequenz: Ihre Abwehr gegen äußere Störfaktoren (Unruhe, Ungeduld, ja selbst schlechte Ernährungsgewohnheiten) verbessert sich!

Dank dieser neuen Art zu atmen, die Sie stündlich fünf Mal hintereinander praktizieren, fühlen Sie sich ruhiger und entspannter, denn die Verbindung zwischen Ihren beiden Gehirnen ist wieder intakt – oder auf dem besten Weg dazu.

Atmen Sie deshalb tief in den Bauch hinein, wo auch immer Sie sind – zu Hause, am Arbeitsplatz, im Auto, im Bus oder im Zug.

Beunruhigen Sie sich nicht, wenn Sie sich am Anfang benommen oder leicht schwindlig fühlen. Das liegt an der vermehrten Sauerstoffzufuhr, durch die Ihr Herzschlag schneller werden kann.

Wenn Sie die Atemübungen zwischen Aufwachen und Einschlafen insgesamt vierzig bis fünfzig Mal machen, entspricht das im Hinblick auf die Sauerstoffzufuhr im Blut tatsächlich rund zehn Kilometern Fußmarsch!

Um körperliche Beschwerden und Missempfindungen zu vermeiden, brauchen Sie nur die Häufigkeit der Übung zu reduzieren. Gehen Sie zu drei tiefen Ein- und Ausatmungen pro Stunde über, bis Ihre Beschwerden verschwunden sind. Steigern Sie die Anzahl dann wieder auf fünf Ein- und Ausatmungen.

Wenn Sie meinen Anweisungen folgen und die Atemübungen stündlich machen, werden Sie die positiven Auswirkungen sehr schnell spüren, und das nicht nur im Hinblick auf Ihren Bauch. Die Bauchatmung ist nämlich, wie ich bereits sagte, die wirksamste natürliche Massage für Ihre Drüsen und Organe. Ich habe beobachtet, dass die Rückkehr zur frühkindlichen Bauchatmung von einer ganzen Reihe positiver körperlicher Phänomene begleitet wird, etwa einer Erweiterung und Zusammenziehung der Blutgefäße im Darm, was den so wichtigen Vorgang der Nahrungsassimilation und Ausscheidung verbessert. Die tiefe Bauchatmung ist im Übrigen eine Grundlage des Yoga.

Vor kurzem erhielt ich Kenntnis von den Arbeiten Dr. John Seskevitchs von der Universität von North Carolina, USA. Er brachte 18 000 Patienten, die er 15 Jahre lang begleitete, die Bauchatmung bei. Etwa die Hälfte von ihnen war krebskrank.

»Ich behaupte nicht, sie alle durch die Bauchatmung geheilt zu haben«, schreibt Dr. Seskevitch. »Aber ich habe viele Fälle gebessert und zahlreiche Aufenthalte auf Intensivstationen verhindert. Vor allem bei Kranken, denen man jahrelang erfolglos wiederholt hatte: Entspannen Sie sich!

Durch diese Art der Atmung habe ich die Sauerstoffaufnahme zahlreicher Patienten erhöht, die Atembeschwerden hatten, und ihren Allgemeinzustand erheblich verbessert.«

Eine harmonische Beziehung

Vergessen wir nicht, dass die Atmung die einzige physiologische Funktion ist, die wir bewusst steuern können.

Obwohl sie zum Teil vom Nervensystem, vom Vagus und von sensiblen Schädel- und Rückenmarknerven reguliert wird, und obwohl Emotionen und körperliche oder geistige Anstrengungen sie beeinflussen, können wir sie auch durch unseren Willen lenken, das heißt beschleunigen oder verlangsamen.

Wir können ihr Volumen und ihren Rhythmus verändern und sie zumindest so lange blockieren, bis unser Körper, dem der Sauerstoff fehlt, nach ihr verlangt und seine Rechte geltend macht, weil wir sonst ersticken.

Es ist unsere Pflicht, diese Möglichkeiten maximal zu nutzen.

Natürlich verlange ich nicht von Ihnen, so weit zu gehen wie die Yogis, die es durch die Steuerung ihres Atems fertigbringen, ihre Körpertemperatur und ihren Blutdruck zu senken und Körperempfindungen aller Art zu unterdrücken. Aber ich möchte, dass Sie maximal von einer wiedergefundenen natürlichen Atmung profitieren – einer Atmung, die frei fließt und reich an Möglichkeiten ist.

Sie ist ein Unterpfand der Jugendlichkeit.

Der 83-jährige Sänger Henri Salvador erklärte vor kurzem: »Die Arbeit mit dem Atem bedeutet für mich, jünger zu werden.«

Sobald Sie den Kniff heraushaben, gleichzeitig mit der Lunge auch den Bauch weit und dann wieder leer werden zu lassen, werden Sie spüren, dass er lebendig ist, mitschwingt und seine Aufgaben als zweites Gehirn optimal erfüllt.

Die Kommunikation mit dem Gehirn im Schädel, die für mich unerlässlich ist, wenn es um Gesundheit, Wohlbefinden, Heilung oder die Vorbeugung zahlreicher Krankheiten geht, wird so sichergestellt, und auf der Grundlage dieser Harmonie pendelt sich ein neues Gleichgewicht ein.

Kurzum: Die Bauchatmung ist die Hauptvoraussetzung dafür, dass die Kommunikation zwischen den beiden Gehirnen gut funktioniert.

Ohne diese harmonische Beziehung wird Ihr Bauch nicht die Rolle spielen können, die er für das Gleichgewicht und die Gesundheit Ihres Körpers innehaben sollte. Andererseits wird Ihr Kopfhirn, dem Ihr Empfindungsvermögen, Ihre Intelligenz und Ihre Intuition entspringen, das Ihre Eindrücke und Ihre Emotionen speichert und in dem Ihre Ausgeglichenheit entsteht, ohne einen Bauch in perfektem Zustand nie optimal funktionieren.

So lernen Sie, wieder mit dem Bauch zu atmen

Übung 1

Legen Sie sich auf den Rücken und ziehen Sie die Beine an. Legen Sie ein Buch auf Ihren Bauch und ein zweites auf Ihre Brust.

Legen Sie auf jedes Buch eine Hand. Atmen Sie sieben bis zehn Sekunden langsam durch die Nase ein und versuchen Sie, die eingeatmete Luft zunächst in Ihren Bauch einströmen zu lassen.

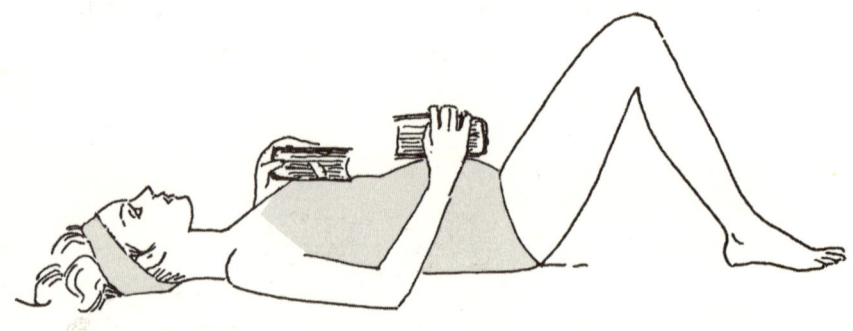

Machen Sie sich nichts daraus, wenn Ihnen das am Anfang schwierig, ja unmöglich erscheint. Es bedeutet nur, dass Ihr Bauch die Gewohnheit verloren hat, Luft zu empfangen, dass er nicht mehr in der Lage ist, die Botschaft »Einatmen-Ausatmen« zu registrieren, die Sie ihm über Ihr Kopfhirn schicken. Ihr Bauch ist blockiert, weil Sie in Ihrer Brustatmung festhängen.

Lassen Sie sich davon nicht aus dem Konzept bringen. Machen Sie einfach weiter – Sie können nicht scheitern. Irgendwann, nach ein paar Versuchen, die Sie ein bisschen Zeit kosten können, werden Sie spüren, dass das Buch auf Ihrem Bauch angehoben wird, zunächst unmerklich, dann immer deutlicher.

Es bedeutet, dass Sie zu Ihrer Bauchatmung zurückgefunden haben. Herzlichen Glückwunsch!

Sie werden feststellen, dass das Buch auf dem Brustkorb gleichzeitig mit dem Buch auf dem Bauch angehoben wird, wenn Sie einatmen, und sich genauso synchron wieder nach unten senkt. Das bedeutet, dass Ihre Atmung den ganzen Rumpf erfasst hat und die Kommunikation zwischen den beiden Gehirnen wiederhergestellt ist – mit all den positiven Folgen für Ihre Gesundheit, die ich in diesem Buch beschreibe.

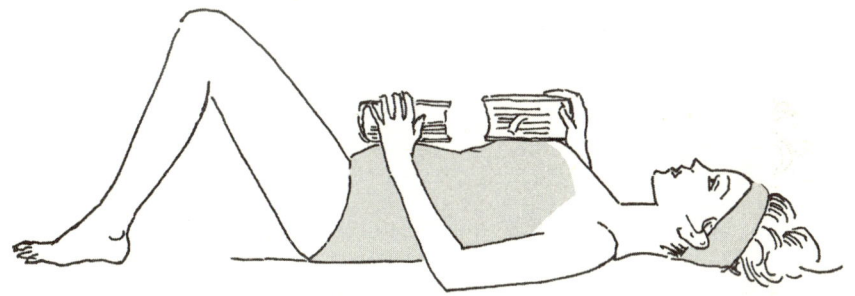

Machen Sie zwischen Ein- und Ausatmung eine Pause, das heißt: Halten Sie ein oder zwei Sekunden die Luft in der Lunge und im Bauch fest.

Atmen Sie durch die Nase oder den Mund aus und versuchen Sie dabei, die Luft zuerst aus dem Bauch (das Buch, das dort liegt, senkt sich leicht nach unten) und dann aus der Lunge entweichen zu lassen (das Buch dort macht ebenfalls eine Abwärtsbewegung). Ziehen Sie am Ende der Ausatmung den Bauch maximal ein, so als ob Ihr Nabel zur Wirbelsäule wandern würde. Die Ausatmung sollte sieben bis zehn Sekunden dauern. Die Bücher auf Ihrem Bauch und auf Ihrem Brustkorb befinden sich jetzt in einer deutlich niedrigeren Position.

Übung 2
Legen Sie beide Hände auf Ihren Bauch und atmen Sie sieben bis zehn Sekunden langsam durch die Nase ein. Lenken Sie die Luft in Ihren Bauch und blähen Sie ihn auf.

Halten Sie ein bis zwei Sekunden die Luft an.

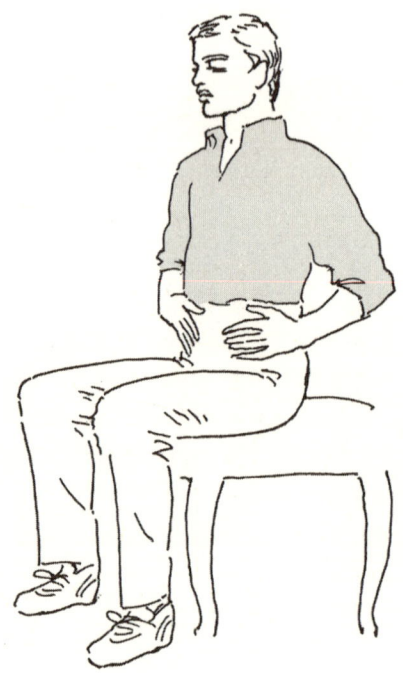

Atmen Sie sieben bis zehn Sekunden aus. Drücken Sie dabei Ihre Fäuste gegen den Bauch, damit er maximal eingezogen wird.

Falls – was nach meiner Erfahrung ausgesprochen selten vorkommt – Sie trotz aller Anstrengungen den Eindruck haben, dass es Ihnen nicht gelingt, Ihr Zwerchfell freizugeben und die Luft in Ihren Bauch zu bringen, empfehle ich Ihnen, sich von einem Therapeuten oder einem befreundeten Sportler, Schauspieler oder Sänger helfen zu lassen: Diese Leute praktizieren die Bauchatmung von Berufs wegen; sie ist eine Voraussetzung für ihre Leistung.

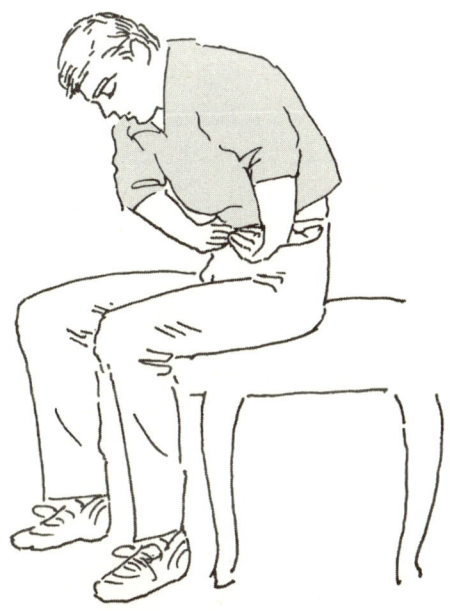

Regelmäßiges und langsames Essen

Damit Ihr Bauch, dieses zweite Gehirn, das meines Erachtens unbedingt mit dem ersten in Übereinstimmung gebracht werden muss, gesund ist, müssen Sie ihm besondere Aufmerksamkeit schenken. Essen ist einerseits eine Notwendigkeit, hat andererseits aber auch etwas mit Lust und Genuss zu tun. Im Alter von 60 Jahren haben wir mehr als fünf Jahre mit dieser Tätigkeit zugebracht. Genauso wie das Gehirn im Schädel ist auch der Bauch permanent aktiv, Tag und Nacht. Wenn wir schlafen, arbeitet das Gehirn weiter. Wir träumen. Auch die Aktivitäten unseres zweiten Gehirns – Verdauung, Nahrungsassimilation, Ausscheidung – laufen ununterbrochen weiter.

Dass Ihr Bauch optimal funktioniert, gesund ist und mit dem Kopfhirn harmoniert, hängt weitgehend von der Ernährung ab, auch wenn andere Faktoren bei den komplizierten Vorgängen im Verdauungsapparat eine Rolle spielen. Seit ich mich mit den Problemen beschäftige, die mit dem Bauch zu tun haben – seiner Bedeutung für das Gleichgewicht von Körper und Geist, seiner Fähigkeit zu heilen und Krankheiten vorzubeugen –, beeindruckt mich immer wieder, wie wichtig die Lebensmittel sind, die wir ihm zuführen, und die Umstände, unter denen wir sie uns einverleiben. Zur Stigmatisierung aller möglichen Exzesse haben manche Autoren geschrieben, dass man sich »sein Grab mit der Gabel schaufelt«. Ich kann tatsächlich nur bestätigen, dass wir unsere Gesundheit bei Tisch aufbauen, durch die Arbeit des zweiten Gehirns und seine Harmonisierung mit dem ersten: indem wir darauf achten, was wir essen (das wird im nächsten Kapitel deutlicher, das sich mit der Auswahl der Lebensmittel beschäftigt) und wie wir essen.

Erster Punkt: Der Moment, in dem wir essen, muss mit Bedacht gewählt werden. Wenn wir nervös, ohne Appetit, nebenbei und irgendwann essen, ist das ein kapitaler Fehler. Vom Schlaf ist allgemein bekannt, dass er am Beginn der Nacht heilsamer ist als an ihrem Ende und dass die Traumphasen sich in regelmäßigen Zyklen wiederholen. Die Geheimnisse des ersten Gehirns sind weitgehend aufgedeckt. Aber über die Phänomene bei der Umwandlung der Nahrungsmittel in unserem zweiten Gehirn wissen wir erst wenig. Trotzdem bedingen sie weitgehend, wie gesund unser Bauch ist.

Respektieren Sie Ihre biologische Uhr

Unser Leben wird von einer biologischen Uhr reguliert, die aus unserer Kindheit stammt und ihren verborgenen Mechanismus im Hypothalamus hat. Der Rhythmus dieser Uhr spielt für die Aufrechterhaltung der Gesundheit eine zentrale Rolle, insbesondere für die Nahrungsassimilation und die Ausscheidung, die beide für die Bauchgesundheit so wichtig sind. Respektieren Sie deshalb beim Essen Ihre biologische Uhr. Die Gesundheit Ihres Bauches hängt davon ab.

Früher waren die Essenszeiten auf dem Land, wo niemand krank werden durfte, fast etwas Heiliges; nichts durfte ihre Regelmäßigkeit aus dem Takt bringen.

Als ich ein Kind war, duldeten die Menschen bei ihrer harten Arbeit auf den Feldern keine Verzögerung ihres Mittagessens oder ihres Vesperbrots.

Sie konnten es sich nicht leisten, krank im Bett zu liegen (eine Sozialversicherung oder gar die 35-Stunden-Woche existierten nicht). Das Gedeihen ihres Hofes und ihrer Herden hing allein von ihnen ab. Sie bezogen ihre Kraft und ihre Gesundheit aus der bedingungslosen Beachtung ihrer biologischen Uhr.

Im modernen Leben lassen wir solche Notwendigkeiten gern außer Acht: Wir essen irgendetwas, irgendwo, wenn wir gerade Zeit haben, egal wie spät es ist, und richten uns allein nach unserem Terminkalender. Ich halte das für einen schwer wiegenden Fehler mit katastrophalen Folgen.

Die missachtete, aus dem Takt gebrachte biologische Uhr rächt sich, und die Nervengeflechte, die für die Nahrungsassimilation und die Ausscheidung zuständig sind, geraten in Unordnung (Solarplexus, Nervengeflechte der Harnblase, der Bauchspeicheldrüse, des Darms etc.). Der ganze Organismus wird geschädigt, insbesondere der Bauch, der mit dem Kopfhirn nicht mehr synchron zusammenarbeitet.

Das Gleichgewicht der Körperfunktionen, ihre inneren Beziehungen sind aus dem Lot. Ich bin überzeugt, dass das der Ursprung zahlreicher funktioneller Störungen der verschiedenen Körpersysteme ist – von schweren Krankheiten, Allergien, Energieabsackern und den Risiken für das Herz ganz zu schweigen.

Ich erinnere mich noch an den Fall einer Patientin, Simone V., einer geschiedenen Frau von 42 Jahren: Seit sie nicht mehr mit ihrem Mann zusammenlebte, aß sie total unregelmäßig, ohne Hunger und ohne Genuss, und hatte zehn Kilo zugenommen. Ihr früheres Selbstvertrauen war völlig dahin. Diverse Diäten hatten sie nur noch mehr verunsichert. Ich überzeugte sie davon, dass sie vor allem ihre biologische Uhr wieder richtig einstellen musste.

Dank meiner Methode der Entspannungsatmung und dem Ausfüllen ihres »Ernährungstagebuchs« (siehe S. 72f.) wurde ihr das gestörte Essverhalten bewusst.

Schon in der ersten Woche, in der sie langsamer und immer zu den gleichen Zeiten aß, nahm sie zwei Kilo ab. Ihr Bauch war weniger aufgebläht und weniger verspannt. Das ermutigte sie dazu, die nächsten Phasen meiner Methode in Angriff zu nehmen: regelmäßige körperliche Bewegung, Bauchatmung etc.

Ihre beiden Gehirne waren wieder miteinander versöhnt, sie verlor die zehn überflüssigen Kilo, hatte wieder dieselbe Figur wie vor ihrer Scheidung, und auch ihr Selbstvertrauen und ihr Appetit auf das Glück kehrten zurück.

Für die Gesundheit Ihres Bauchs, für eine störungsfreie Schaltung zum Kopfhirn und zum Schutz vor einer eventuellen »Spasmophilie« (einer Störung des neurovegetativen Systems) ist es unerlässlich, dass Sie regelmäßig und im Einklang mit Ihrer biologischen Uhr essen.

Das erfordert je nach der Aktivität, die Sie ausüben, drei, vier oder fünf Mahlzeiten täglich.

Der »Hunger« bzw. der Appetit, die gleichzeitig in beiden Gehirnen entstehen, sagen Ihnen, wann es jeweils so weit ist, denn sie geben Ihrer biologischen Uhr den Rhythmus vor.

Eine unregelmäßige, chaotische Nahrungsaufnahme ohne feste Ordnung ist mit einem gesunden Bauch nicht vereinbar.

In bestimmten Ausnahmesituationen lässt es sich natürlich

nicht vermeiden, dass die biologische Uhr durcheinandergerät, etwa bei Nachtarbeit, einem Jetlag etc.

Neuere Studien haben Veränderungen des Stoffwechsels untersucht, die durch wiederholte Verschiebungen der Essenszeiten entstehen. Es wurde auch der Frage nachgegangen, welche Auswirkungen eine einzige Mahlzeit pro Tag und eine nächtliche Nahrungsaufnahme haben. Festgestellt wurde eine Erhöhung des Cholesterinspiegels, eine Vermehrung der Fettablagerungen in den Arterien und eine ganze Reihe von Hinweisen auf die eventuelle spätere Entstehung von Diabetes und anderen Krankheiten.

In den gleichen Studien wurde nachgewiesen, dass der Verdauungsprozess nachts anders abläuft. Die gleiche Mahlzeit führt dem Körper unterschiedlich viel Zucker zu, je nachdem, ob sie um die Mittagszeit oder um Mitternacht eingenommen wird.

In beiden Fällen sind die Schäden noch gravierender, wenn die Mahlzeit hastig oder in einem stressreichen Kontext eingenommen wird. So ist nach einer hinuntergeschlungenen Mahlzeit der Wunsch zu rauchen ausgeprägter, der Griff zu Stimulanzien wie Alkohol, Kaffee, Tee etc. schneller – die bekanntlich die unterschiedlichsten Störungen heraufbeschwören, wie Herz-Kreislauf-Erkrankungen, Allergien, Energiemangel.

Die Forscher haben sich auch mit religiös motivierten Fastenzeiten wie etwa dem Ramadan beschäftigt und chemische, psychische und sogar hormonelle Veränderungen festgestellt. Ich persönlich bin gegen jede Form des Fastens, das ich als eine Quelle von Nährstoffmängeln betrachte. Aus dem gleichen Grund empfehle ich auch, nie eine Mahlzeit auszulassen;

reduzieren Sie eher die Nahrungsmenge, wenn Sie keinen Appetit haben oder krank sind, aber bringen Sie Ihre biologische Uhr möglichst nicht aus ihrer Ordnung.

Im Gegensatz zu dem, was bei verschiedenen Diäten empfohlen wird, sollten Sie es auch vermeiden, ein oder mehrere Nahrungsmittel einfach aus dem Speiseplan zu streichen. Es ist heute wissenschaftlich bewiesen, dass es die Immunabwehr schwächt, wenn vier Tage lang bestimmte Vitamine fehlen. Der Magen sondert zu festgelegten Zeiten Verdauungssäfte ab (Chronobiologie der Nahrungsaufnahme); wenn sie nichts zu bearbeiten haben, verwandeln sie sich in Säuren und andere Toxine, die das gesamte neurovegetative System vergiften – die Folgen sind Erschöpfung, Gewichtszunahme, Rheuma, Schmerzen etc.

Wenn Ihre biologische Uhr aus irgendeinem Grund aus dem Takt ist, wenn Sie zu allen Tages- und Nachtzeiten futtern, schnell nach etwas zum Naschen greifen, Heißhungerattacken Sie überkommen oder der Hunger Sie mitten in der Nacht dazu treibt, den Kühlschrank leer zu essen, sollten Sie möglichst rasch zu den Fixpunkten Ihrer biologischen Uhr zurückfinden.

Unser Magen ist so programmiert, dass er die Fette während des Schlafs verarbeitet (nächtliche Lipolyse). Der Neustart gelingt daher am besten, wenn Sie mit einem leichten Frühstück (siehe S. 103) anfangen und dann zwischen jeder Nahrungsaufnahme einen Zeitraum von vier Stunden verstreichen lassen.

Nach ein paar Tagen wird Ihre biologische Uhr wieder in ihrem natürlichen Rhythmus ticken, und die neuroendokrinen Zyklen werden wieder beachtet.

Bulimie, Naschen, Heißhungerattacken

Bulimie. Die Neigung, ohne Appetit zu allen möglichen und unmöglichen Zeiten irgendetwas unter egal welchen Umständen in sich hineinzuschlingen, ist vor allem eine Störung des Kopfhirns, die im zweiten Gehirn ihr Echo findet. Bulimie führt immer zu einer übermäßigen Einlagerung von Fetten.

Naschen ist die wiederholte und automatische Aufnahme kleiner Nahrungsmengen, ohne dass Hunger besteht. Naschen hat eine schnelle Insulinausschüttung zur Folge. Der verfügbare Zucker wird sofort verbraucht, während die Fette als Reserve eingelagert werden, denn sie werden nur langsam und sukzessive verwertet. Das Hungergefühl stellt sich schnell wieder ein, und es wird wieder genascht.

Heißhunger ist das dringende Bedürfnis, außerhalb der Mahlzeiten zu essen. Als Ursachen kommen in Frage: die vorherige Mahlzeit war nicht ausreichend; Unterzuckerung auf Grund einer längeren körperlichen Anstrengung; ein emotionaler Schock.

Bulimie, Naschen und Heißhungerattacken führen zu Funktionsstörungen des neurovegetativen Systems, das nie zur Ruhe kommt: Es verliert seine Leistungsfähigkeit, und im Bereich von Leber, Gallenblase und Bauchspeicheldrüse entstehen Ablagerungen.

Die Folgen: Chronische Verdauungsbeschwerden, Aufblähung des Grimmdarms und der Därme generell, Entzündung der Darmschleimhaut. Außerdem rasante Gewichtsschwankungen, was sich auf die Zucker- und Fettwerte auswirkt. Dies wiederum führt zu Erschöpfung und Depressivität sowie Störungen im Herz-Kreislauf-, im Lymph- und im Hormonsystem. Die Harmonie der beiden Gehirne ist gestört.

Essen Sie entspannt

An den Anfang meiner Methode für die Gesundheit Ihres Bauches möchte ich zwei Gebote stellen, ohne die nichts geht: 1) Essen Sie immer zu den gleichen Zeiten, und 2) essen Sie entspannt.

Der zweite Punkt verdient ein paar Erläuterungen: Stress, Emotionen, Hast, Ungeduld etc. verhindern, dass die Nahrungsassimilation und die Ausscheidung störungsfrei funktionieren, und dies wirkt sich sofort auf alle anderen Körpersysteme aus. Der Magen etwa sondert vermehrt Säuren ab, er arbeitet nicht mehr, wie er sollte, und es werden zu viel oder zu wenig Galle und Insulin sekretiert, was zu saurem Aufstoßen, Krämpfen, Ausbrüchen von kaltem Schweiß und Schmerzen führt (sowie späteren Beschwerden mit Dick- und Dünndarm). Der Pförtner, ein am Magenausgang befindlicher Ringmuskel, reagiert sehr empfindlich auf Stress, Nervosität, Emotionen und Stimulanzien (Tee, Kaffee, Alkohol, Nikotin). Er weitet sich, wenn der Speisebrei im Magen gut zerkleinert und verarbeitet wurde. Etwa anderthalb Stunden nach dem Essen lässt er den Nahrungsbrei passieren und überwacht dabei dessen Menge und

Konsistenz. Der Pförtner ist so etwas wie die Zollstation der Verdauung. Er entscheidet, ob der Nahrungsbrei in den Darm gelangen darf. Er sorgt so für eine gesunde Darmflora und den reibungslosen Ablauf der gesamten nachfolgenden Verdauung ohne Krämpfe, Gärungsprozesse, Blähungen, Schmerzen, chronische Verdauungsbeschwerden oder Verstopfung. Wenn der Pförtner die Schotten dicht macht, kommt es zu Erbrechen, denn er ist direkt mit dem Gehirn im Schädel verbunden.

Diese Störungen, die auf das Kopfhirn zurückwirken, sind verantwortlich für Erschöpfung, Antriebslosigkeit, Nervosität, Angst und Unkonzentriertheit.

Wir essen immer zu schnell

Ein anderer wichtiger Faktor meiner Methode ist die Langsamkeit der Nahrungsaufnahme. Anders gesagt: Langsam essen ist eine Voraussetzung dafür, dass das zweite Gehirn gesund bleibt.

Schlingen Sie Ihre Nahrung nie ratzfatz hinunter, ohne sie zu kauen: Auch die ersten Bissen müssen reichlich mit Speichel versetzt werden, der eine Mischung aus Wasser, Proteinen und Mineralstoffen (Kalzium, Phosphor) ist. Er schützt die Zähne und vermindert dank seiner Enzyme den Säuregehalt im Mund. Seine desinfizierende Wirkung ist ein wichtiger Faktor für die Assimilation der Nahrung und die Ausscheidung. Vergessen Sie nicht, dass die Verdauung schon vor dem Essen anfängt, nämlich dann, wenn Ihnen »das Wasser im Munde zusammenläuft«. Wenn kein oder wenig Speichel produziert

Die Darmflora

Der Verdauungstrakt des Neugeborenen ist keimfrei. Nach 48 Stunden wird er von Bakterien besiedelt; die bakterielle Flora ist unterschiedlich, je nachdem, ob das Kind gestillt oder mit Fertignahrung gefüttert wird. Innerhalb von drei bis sechs Monaten verändert sich diese Darmflora und produziert Antikörper.

Im Alter von fünf Jahren ist das Immunsystem des Menschen vollständig ausgereift. Die Mikroflora im Darm umfasst etwa einhunderttausend Milliarden Bakterien, die vierhundert verschiedenen Arten angehören.

Stress, Angst, eine erhöhte Erregbarkeit des Gemüts, aber auch Ernährungsfehler und hastiges Essen beeinflussen die Verdauung insofern, als sie die Peristaltik des Darms beschleunigen oder verlangsamen und seine Mikroflora verändern.

Wenn Ihr Bauch in einem schlechten Zustand ist, können Sie von den Wohltaten der Darmflora nicht in vollem Umfang profitieren, als da sind:

▶ die Produktion von Fettsäuren zur Verminderung des »schlechten« Cholesterins,

▶ der Abbau jener Nährstoffe, die vom Dünndarm nicht resorbiert werden,

▶ die zusätzliche Zufuhr von Vitaminen, die erst im Darm von bestimmten Bakterien synthetisiert werden,

▶ die Ausscheidung von krankheitserregenden Bakterien innerhalb einiger Tage bzw. die Eindämmung ihrer Vermehrung,

▶ der Schutz vor Lebensmittelüberempfindlichkeiten, entzündlichen Reaktionen und Allergien ...,

▶ die Stärkung des darmeigenen Immunsystems.

Bestimmte Lebensmittel (Obst und Gemüse, Tee), die Ballaststoffe und Antioxidanzien enthalten, werden von den Verdauungsenzymen nicht aufgespalten und sind unsere besten Verbündeten bei der Veränderung und Stärkung unserer Darmflora, was letztendlich dem ganzen Körper zugutekommt.

Ein gesunder Bauch, dessen Darmflora schädliche Substanzen abwehren kann, lässt uns Stress und äußere Angriffe effizienter bewältigen.

Man hat nachgewiesen, dass weniger Kortison, Melatonin, Testosteron etc. ausgeschüttet werden, wenn wir beim Essen unter Stress stehen. Das Essen vor dem Fernseher etwa ist mit gewissen Risiken verbunden. Erstens wegen der emotionalen Schocks, die das Kopfhirn (vor allem bei den Nachrichten) verkraften muss und die im zweiten Gehirn kleine Traumata auslösen. Zweitens, auf einer viel elementareren Ebene, wegen der ständig wechselnden Lichtverhältnisse auf der Mattscheibe. In diesem Punkt bin ich kategorisch: Setzen Sie sich unbedingt entspannt an den Tisch. Machen Sie, wenn Sie sich gerade schwarz geärgert haben oder gestresst sind, unmittelbar vor dem Essen meine Wohlfühlatmung (S. 46ff.). Denken Sie daran, dass eine entspannte seelische Verfassung während der Mahlzeiten wichtig ist, damit die beiden Gehirne in Harmonie sind; das Kopfhirn hat dabei die Aufgabe, das Bauchhirn in einen Zustand vollkommener Empfangsbereitschaft zu versetzen. Um dafür auch in praktischer Hinsicht die besten Voraussetzungen zu schaffen, empfehle ich meinen Patienten immer, sich mit dem Partner bzw. der Partnerin und den Kindern zum Beispiel beim Auf- und Abtragen der Speisen bei Tisch abzuwechseln. Ich bin auch davon überzeugt, dass ein kurzer Spaziergang nach dem Essen oder ein gemeinsamer Abwasch sowohl der Entspannung als auch einer guten Verdauung förderlich sind.

wird, drohen alle möglichen Unannehmlichkeiten, insbesondere zu viel Magensäure. Seien Sie vorsichtig mit Medikamenten, die die chemische Zusammensetzung des Speichels verändern und den Mund austrocknen. Diese Produkte beeinträchtigen nicht nur den Geschmack der Lebensmittel, sie wirken sich auch schädlich auf Ihren Bauch aus. Zu der Kategorie der Substanzen, die die Verdauungssäfte in Unordnung bringen, rechne ich außerdem Kaffee, Tee, Nikotin und auch Alkohol, wenn diesem keine feste Mahlzeit vorausgeht. Antidepressiva, entzündungshemmende Medikamente etc. verursachen oft Verdauungsbeschwerden, lösen funktionelle Störungen aus und ziehen häufig überflüssige Pfunde nach sich.

Ich habe deshalb Übungen zur Selbstmassage des Kiefers und des Schädels entwickelt, durch die Nervenendigungen stimuliert werden, die mit dem Vagus verbunden sind. Diese Selbstmassagen regulieren nicht nur die Speichelsekretion, sie entspannen auch das zentrale Nervensystem und beeinflussen den Geschmacks-, den Geruchs-, den Seh- und den Hörsinn.

Die Stimulation von Punkten, die für die Sensomotorik des Gesichts wichtig sind, wirkt sich günstig auf die Nahrungsassimilation aus. Bearbeiten Sie diese Punkte jedes Mal, wenn Sie vor einer Mahlzeit zu wenig Speichel haben oder wenn Sie Medikamente nehmen. Auch die Entspannungsatmung hat einen positiven Einfluss auf die Speichelbildung.

Die Auswirkungen, die der Speichel und das Kopfhirn auf den Verdauungsprozess haben, sind bei Weitem noch nicht vollständig analysiert. Mehrere Laboratorien haben riesige Summen in der Hoffnung investiert, Speichel auf chemischem Wege herstellen zu können, was eine wichtige Entdeckung wäre und positive Folgen für den Kampf um die Bauchgesundheit hätte. Allerdings ist es mehr als fraglich, ob ein Medikament je den Speichel ersetzen können wird, dessen Menge und Zusammensetzung sich mit jeder Emotion, mit jedem vom Kopfhirn ausgesandten Gedanken in Sekundenbruchteilen verändert.

Langsam essen ist wichtig, aber es genügt nicht. Achten Sie auch auf eine gute Mundhygiene: Die kleinste Zahninfektion, die winzigste kariöse Stelle stört das chemische Gleichgewicht des Speichels und hat Konsequenzen für den Verdauungsapparat. Ich habe schon oft beobachtet, dass vegetative Störungen nach einer Zahnbehandlung völlig abgeklungen sind.

Selbstmassage von Gesicht und Schädel

Massieren Sie mit den Fingerspitzen Ihren Ober- und Ihren
Unterkiefer. Verweilen Sie vor allem bei den Stellen, die wehtun. Führen Sie mit leichtem Druck auf jedem Punkt ein paar
Sekunden kleine kreisende, vibrierende Bewegungen aus. Reiben Sie nicht! Lassen Sie Ihre Fingerspitzen die Nase entlang-
wandern, um die Augen herum, die Augenbrauen entlang, über
die Schläfen, die Stirn und schließlich zur höchsten Stelle des
Kopfes, zum Sehnerv (der mit dem Vagusnerv verbunden ist).

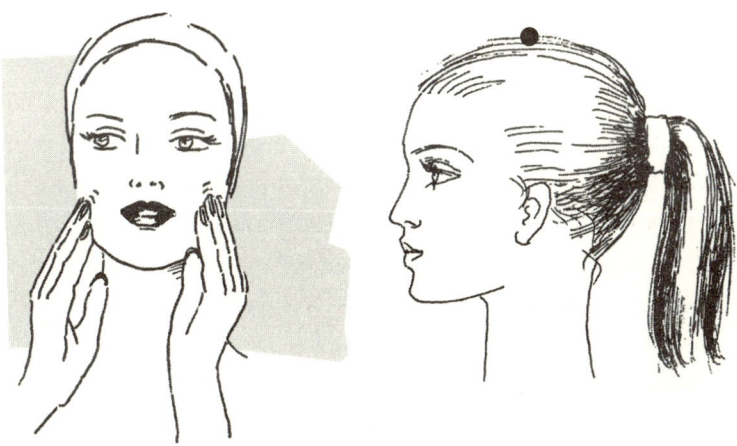

Diese allgemeine Massage regt nicht nur die Speicheldrüsen
an, sondern auch die am Schädel liegenden Nerven des Kopfhirns. Sie sind mit dem Vagus, der für die Harmonie von Kopf-
und Bauchhirn sorgt, direkt verbunden. Die Selbstmassage
von Gesicht und Schädel lindert Bauchschmerzen sofort, was
die enge wechselseitige Beziehung der beiden Gehirne belegt.

63

Werden Sie Ihr eigener Ernährungsberater – führen Sie ein Ernährungstagebuch

Die Gesundheit Ihres Bauches und seine harmonische Beziehung zum Kopfhirn hängen von Ihrem Verhalten bei Tisch, der Anzahl und Dauer Ihrer Mahlzeiten und dem ab, was bei Ihnen auf den Tisch kommt. Genauso, wie jeder von uns einen charakteristischen Fingerabdruck besitzt, hat jeder auch ein persönliches Ernährungsverhalten.

Wie können Sie wissen, ob Ihr Essverhalten normal ist und die Harmonie Ihrer beiden Gehirne fördert?

Ganz einfach: Kaufen Sie ein Heft, das Sie immer bei sich tragen. Notieren Sie in ihm Ihr Essverhalten und Ihre körperlichen und seelischen Reaktionen auf das Gegessene.

Schon in der ersten Woche werden Ihnen die wichtigsten Fehler auffallen, die Sie vielleicht schon seit Jahren begehen.

Nach dieser ersten Beobachtungswoche geht es nun darum, diese unpassenden Gewohnheiten zu verändern.

Am Ende der vierten Woche werden Sie Ihre Fehler endgültig ausgemerzt haben und feststellen, wie positiv meine Methode sich nicht nur auf die Gesundheit Ihres Bauchs, sondern auch auf alle anderen funktionellen Störungen sowie Ihr Nervensystem auswirkt.

Sie werden, kurz gesagt, zu Ihrem eigenen Ernährungsberater.

Die Anzahl der Mahlzeiten
Ideal sind drei Mahlzeiten täglich, darunter das obligatorische Frühstück. Je nachdem, welche Tätigkeit Sie ausüben (körper-

lich oder intellektuell anspruchsvoll), können am Vormittag ein zweites Frühstück, am Nachmittag ein Imbiss dazukommen. Nur mit der Zwischendurchknabberei ist jetzt Schluss, tagsüber genauso wie nachts.

Der Zeitpunkt Ihrer Mahlzeiten

Halten Sie zwischen den einzelnen Mahlzeiten eine Zeitspanne von mindestens vier Stunden ein; bei intensiver intellektueller oder körperlicher Arbeit können es auch drei Stunden sein.

Der äußere Rahmen für Ihre Mahlzeiten

Seien Sie entspannt. Essen Sie im Sitzen, an einem ruhigen Ort. Lärm beeinträchtigt die Nahrungsassimilation.

Essen Sie langsam

Dies ist für eine gute Assimilation der Nahrung und eine reibungslose Ausscheidung ein Muss und ganz wichtig dafür, dass der Speichel sich mit der Nahrung vermischt.

Essen Sie, was Ihnen schmeckt

Ausschlaggebend für das, was bei Ihnen auf den Teller kommt, sind Ihre Vorlieben und Ihr Appetit. Achten Sie dabei auf Abwechslung!

Rauchen

Nikotin ist der Todfeind aller Vitamine und bei Tisch absolut tabu. Mit jeder Zigarette verkürzen Sie Ihr Leben um zwölf Minuten. Was das für Sie bedeutet, können Sie leicht selbst ausrechnen ...

Stress beim Essen?

Wenn Sie gestresst, emotional aufgewühlt oder verärgert sind, sollten Sie vor dem Essen ein paar Minuten meine Bauchatmung ausführen.

Das ideale Menü

Es sollte drei Kategorien von Lebensmitteln (Kohlenhydrate, Proteine, Fette) sowie Vitamine und Spurenelemente umfassen und von Tag zu Tag und von Mahlzeit zu Mahlzeit eine andere Zusammensetzung haben.

Getränke

Vermeiden Sie bei Tisch unbedingt alle zuckerhaltigen Getränke. Trinken Sie nicht mehr als ein Glas Wein oder Bier, möglichst in der Mitte der Mahlzeit. Sie trinken Mineralwasser zum Essen? Wechseln Sie ab und zu die Marke!

Wenn Sie vom Tisch aufstehen

Sie sollten sich gut fühlen, ausgeruht, entspannt und bereit zu neuen Taten.

Eine bis drei Stunden nach einer Mahlzeit

Achten Sie auf Ihren Verdauungstrakt. Notieren Sie die Lebensmittel, die Sie körperlich (saures Aufstoßen, Aufgeblähtheit, Magenkrämpfe, Magendrücken, Benommenheit) oder geistig-seelisch (Unkonzentriertheit, Antriebslosigkeit, Nervosität) schlecht vertragen.

Lassen Sie diese Lebensmittel nicht weg, aber essen Sie von ihnen weniger und sortieren Sie sie an einer anderen Stelle Ihrer Mahlzeit ein. Eine Melone oder Tomate zum Beispiel, die Ihnen als Vorspeise nicht bekommt, wird am Ende einer Mahlzeit unter Umständen sehr gut vertragen. Eine ganze Artischocke kann Blähungen verursachen, aber eine halbe kann Ihnen guttun. Rohkost ist am Ende einer Mahlzeit leichter verdaulich als an ihrem Anfang. Laden Sie sich von zuckerhaltigen Desserts nur wenig auf den Teller, denn Zucker verlangsamt die Verdauung.

Damit Ihr Bauch gesund bleibt
WAS SIE BESSER LASSEN SOLLTEN

Die folgende Übersicht zeigt das typische Essverhalten von Menschen, die außer Haus arbeiten. Wenn Sie gesund bleiben wollen, sollten Sie hier ein paar Korrekturen vornehmen.

	Frühstück	*Zweites Frühstück*
Uhrzeit	8 Uhr	10 Uhr
Schnell oder langsam?	schnell	schnell
Mit oder ohne Genuss?	ohne	ohne
Mit oder ohne Hunger?	ohne	ohne
Wird geraucht?	nein	ja
Äußerer Rahmen: ruhig oder laut?	ruhig	ruhig
Im Sitzen oder im Stehen?	im Stehen	im Stehen
Entspannt oder gestresst?	gestresst	gestresst
Zusammensetzung der Mahlzeiten	Brötchen	
Getränke	Kaffee	Kaffee

Mittagessen	Nachmittags	Abendessen
13 Uhr		20 Uhr
schnell		langsam
ohne		mit
ohne		mit
ja		ja
laut		ruhig
im Sitzen		im Sitzen & Fernseher
gestresst		entspannt
Gemischter Salat, Steak, Pommes frites, Apfelkuchen		Suppe, Fischfilet, Reis, Karamellpudding
2 Glas Wein, Kaffee		Aperitif, 2 Glas Wein

Damit Ihr Bauch gesund bleibt
D A S S O L L T E N S I E T U N

Die folgende Übersicht gibt das typische Essverhalten eines Menschen wieder, der außer Haus arbeitet. Seine Lebensweise ist im Einklang mit meiner Methode.

	Frühstück	*Zweites Frühstück*	*Mittagessen*
Uhrzeit	7 Uhr	10 Uhr	13 Uhr
Schnell oder langsam?	langsam	langsam	langsam
Mit oder ohne Genuss?	mit	mit	mit
Mit oder ohne Hunger?	mit	mit	mit
Wird geraucht?	nein	nein	nein
Äußerer Rahmen: ruhig oder laut?	ruhig	ruhig	ruhig
Im Sitzen oder im Stehen?	im Sitzen	im Sitzen	im Sitzen
Entspannt oder gestresst?	entspannt	entspannt	entspannt
Zusammensetzung der Mahlzeiten	Kleines leichtes Frühstück (siehe S. 103)	Frisches Obst	Gegrilltes Hähnchen, Reis, Obstsalat
Getränke	Kräutertee oder dünner schwarzer Tee	Mineralwasser	1 Glas Wein, Mineralwasser, Kaffee

Nachmittags	Abendessen	Naschen tagsüber	Naschen nachts
	20 Uhr		
langsam	langsam		
mit	mit		
mit	mit		
nein	nein		
ruhig	ruhig		
im Sitzen	im Sitzen		
entspannt	entspannt		
1 Stückchen Schokolade, 1 Scheibe Vollkornbrot	Salat, gegrillte Scholle, Spinat, Joghurt natur		
Mineralwasser	1 Glas Wein, Mineralwasser		

Damit Ihr Bauch gesund bleibt
IHR ERNÄHRUNGSTAGEBUCH

Kopieren Sie die folgende Übersicht oder schreiben Sie sie in ein Heft ab, das Sie als Ihr Ernährungstagebuch führen. Tragen Sie täglich das ein, was für Sie zutrifft.

	Frühstück	*Zweites Frühstück*	*Mittagessen*
Uhrzeit			
Schnell oder langsam?			
Mit oder ohne Genuss?			
Mit oder ohne Hunger?			
Wird geraucht?			
Äußerer Rahmen: ruhig oder laut?			
Im Sitzen oder im Stehen?			
Entspannt oder gestresst?			
Zusammensetzung der Mahlzeiten			
Getränke			

Geben Sie in jedem Kästchen die Umstände und die Zusammensetzung einer Nahrungsaufnahme an.

Nachmittags	Abendessen	Naschen tagsüber	Naschen nachts

Die richtige Auswahl Ihrer Lebensmittel

Als die wissenschaftliche Forschung vor kurzem nachwies, dass mit Hilfe eines komplexen Netzwerks von Neurotransmittern zwischen unseren beiden Gehirnen eine Wechselwirkung stattfindet, hat mich das nicht besonders überrascht; ich war eher ein bisschen stolz, denn instinktiv hatte ich das schon lange gewusst. Dass eine Emotion, ein Schock oder eine Angst, die im Kopfhirn entstehen, für den Bauch Konsequenzen haben, war für niemanden ein Geheimnis. Aber dass eine Magenverstimmung, eine Störung der Assimilations- und Ausscheidungsprozesse – kurz: eine schlechte Gesundheit unseres Bauchhirns – das Gehirn im Schädel beeinträchtigt und funktionelle Störungen oder schwere Krankheiten verursachen kann, war medizinisch gesehen ein echter Paukenschlag. Nichtsdestotrotz ist es eine Tatsache, die deutlich wurde, als bislang unbekannte Neurotransmitter entdeckt wurden. Dieses Netzwerk überaus komplexer und verzweigter Verbindungen ist nach Meinung der Wissenschaftler erst zu einem Bruchteil bekannt. Man weiß zum Beispiel, dass die Botschaften zwischen den beiden Gehirnen von zwei Neurotransmittern weitergegeben werden, die das Kopfhirn sekretiert: Serotonin und Noradrenalin. Allerdings wird angenommen, dass sie nicht die einzigen Botenstoffe sind, die die Verbindung herstellen.

Genauso steht heute fest, dass unser Bauch zwischen 85 und 90 Prozent der Immunzellen produziert, die uns vor Bakterien, Viren und anderen Angriffen schützen, denen wir permanent ausgesetzt sind. Die Koordination von Kopf- und Bauchhirn, die nach dem heutigen Wissensstand in beide Richtungen funktioniert, ist also aktueller denn je.

Eine erste Konsequenz dieser Entdeckungen betrifft unsere Ernährung: Im Kontext der Rückkehr zu einer Gesundheit, die nicht nur die Abwesenheit von Krankheit, sondern echtes Wohlbefinden und damit eine Voraussetzung des Glücks ist, wird sie immer wichtiger.

Ich kann in aller Bescheidenheit sagen, dass es mir seit Jahren gelingt, funktionelle, beeinträchtigende Störungen (etwa Rückenschmerzen, Erschöpfungszustände, Schlaflosigkeit, Rheuma, Allergien, sexuelle Störungen etc.) abzustellen, indem ich den Bauch meiner Patienten behandle. Ich massiere ihn intensiv und veranlasse sie zur Änderung einiger Ernährungsgewohnheiten, sodass er zu seinen natürlichen Abläufen zurückfindet, die oft durch Stress und eine unzureichende Atmung blockiert, durcheinandergebracht und gelähmt werden. In Zusammenarbeit mit Medizinern habe ich die Heilung schwerer Krankheiten erleichtert, etwa bei Typ-2-Diabetes, Herzbeschwerden und Störungen im Nervensystem. Und ich bin fest davon überzeugt, dass ich zur Heilung von Krebstumoren insofern beigetragen habe, als ich die Wirkung chemotherapeutischer oder anderer Behandlungen verbessern konnte. Wenn man mir heute eine wissenschaftliche Erklärung für etwas bringt, das ich seit jeher weiß, und Grundsätze, die ich empirisch in meiner Praxis anwende, wissenschaftlich beweist, untermauert das nur meine These: Der Bauch und die Ernährung sind für das allgemeine Gleichgewicht, für die Aufrechterhaltung oder Wiederherstellung der Gesundheit und für unser Wohlbefinden von kapitaler Bedeutung. Es bestätigt auch eine

weitere grundlegende Idee meiner Methode: Außer der Bauchatmung und regelmäßigem und langsamem Essen ist auch die
Auswahl der festen und flüssigen Lebensmittel wichtig, die wir
unserem Bauch zu verarbeiten geben. Dieser Prozess spielt für
unser körperliches und für unser geistig-seelisches Überleben
eine zentrale Rolle: Wir müssen das, was uns nährt, in unseren
Körper einbauen und die Abfälle ausscheiden.

Wir sind, was wir essen

Ich glaube, dass die Auswahl der Nahrungsmittel genauso
wichtig ist wie die Art, in der wir sie uns einverleiben, nämlich
regelmäßig und langsam (siehe vorheriges Kapitel).

Von dieser Auswahl hängt nicht nur unser körperliches
Gleichgewicht ab, das uns vor Unpässlichkeiten und Krankheiten schützt, sondern auch, und das wird heute immer deutlicher, unsere geistige Aktivität und sogar unser Verhalten im
Alltag. Wir sind, was wir essen. Man hat errechnet, dass ein
Mensch während seines Lebens durchschnittlich 30 Tonnen
Lebensmittel und 50 000 Liter Flüssigkeit zu sich nimmt. Das,
was wir essen und trinken, tut sehr viel mehr, als uns bloß
zu ernähren. Unser Bauch, unser Verdauungs- und Ausschei-
dungstrakt, ist ständig am Sortieren: Er assimiliert das, was er
für unser Überleben braucht, und identifiziert und neutralisiert
dank seines Nervensystems Schadstoffe, Bakterien und Viren.

Wir wissen heute, dass unser ganzes Verhalten durch die
Auswahl unserer Nahrungsmittel beeinflusst und bedingt
wird. Für intellektuelle und künstlerische Leistungen ist eine

direkte Verbindung zur Ernährung zwar noch nicht nachgewiesen, aber auch das ist sicher nur eine Frage der Zeit.

Wissenschaftlich bewiesen ist jetzt auch, dass dieser Prozess wechselseitig ist und über ein kürzlich identifiziertes Netzwerk von Botenstoffen verläuft.

Durch eine Verbesserung der Bauchtätigkeit konnte ich oft funktionelle Störungen aller Art beseitigen und die Heilung gravierenderer Erkrankungen erleichtern. Dabei habe ich festgestellt, dass Verdauungsbeschwerden und Resorptionsstörungen wie durch ein Wunder verschwanden, wenn durch den Abbau von Stress und Angst das seelische Befinden besser wurde und der Patient tiefer atmete, regelmäßig aß und seine Nahrung bewusster wählte. Ich erinnere mich noch an den Fall eines Patienten, der ein bedeutender Firmenchef war und trotz aller möglichen einschränkenden Abmagerungskuren regelmäßig zunahm. Er stand ständig unter Druck, konnte sich nicht entspannen und hatte damit seinen Verdauungsapparat schwer geschädigt. Es fiel mir nicht schwer, ihm klarzumachen, dass seine Bauchprobleme von seinem Kopfhirn ausgingen. Ich konnte ihn dazu veranlassen, stündlich ein paar tiefe Atemzüge zu machen, anders zu essen, nämlich langsam, regelmäßig und abwechslungsreich (trotz Geschäftsessen), und ein paar einfache Übungen zu absolvieren (siehe das Kapitel »Gymnastik für die zwei Gehirne«). Sein Bauch, den ich mit Massagen behandelte, kam wieder in Harmonie mit seinem Kopf, und er verlor dauerhaft seine überflüssigen Kilos.

Ein weiteres Beispiel unter Hunderten betrifft eine junge Frau, die von einer Depression in die nächste fiel, unter Angst- und Migräneattacken litt und hart an der Grenze zur Magersucht entlangschlitterte. Als Model eines Modefotografen aß sie wenig, irgendetwas, irgendwie. Sie hatte es verlernt, richtig zu atmen, und hielt sich durch Aufputschmittel bei Laune. Ihr Bauch war verspannt. Es gelang mir, ihn weich zu machen und seine Tätigkeit zu verbessern. Die junge Frau brachte ich dazu, ihre Ernährung zu ändern. Schon nach kurzer Zeit tauchte sie aus ihrer depressiven Stimmung auf und fand ihre Fröhlichkeit wieder. In der Folge machte sie eine brillante Karriere.

Auch ein etwas aktuellerer Fall scheint mir sehr charakteristisch zu sein. Seine Protagonistin war die 64-jährige Jeanne, eine Geschäftsfrau ohne familiäre Probleme. Sie hatte chronische Schmerzen im Kreuz und in den Gelenken. Röntgenbilder zeigten eine ausgeprägte Arthrose der Lendenwirbel und Deformationen an Händen und Füßen. Sie hatte mehrere Rheumatologen konsultiert, die ihr entzündungshemmende Medikamente und physiotherapeutische Massagen verschrieben hatten. Weil diese Behandlungen nichts gefruchtet hatten, war sie zu mir gekommen. Ich fand einen von Zellulite gezeichneten Körper und etwa zwölf Kilo Übergewicht vor. Beim Abtasten entdeckte ich, dass der Bauch voller Luft, hart, verspannt und schmerzhaft war. Jeanne ernährte sich seit Jahren chaotisch und mit viel zu vielen Säurebildnern: Morgens eine große Tasse Kaffee mit Baguette und Marmelade, ein großes Glas Obstsaft und manchmal ein Croissant oder andere Backwaren. Im Lauf des Vormittags und nachmittags kamen noch einmal eine Tasse schwarzer Kaffee und Gebäck dazu. Mittags aß Jeanne am liebsten Fleisch, Frittiertes und Süßspeisen; abends standen Suppe, ein Hauptgericht (Fleisch, Fisch, Eier) und abermals ein süßes Dessert auf dem Tisch. Sportlich aktiv

war sie nicht. Als ich ihr erklärte, dass sie ihre Ernährungsgewohnheiten radikal verändern müsse, wenn ihr Bauch wieder
gesund werden und ihre beiden Gehirne in Harmonie kommen
sollten, wollte sie davon nichts wissen. »Ohne meinen Kaffee«,
verkündete sie, »bin ich zu nichts in der Lage.« Nach drei Sitzungen im wöchentlichen Abstand stellte ich an ihrem Bauch
keinerlei Verbesserung fest. Ich setzte ihr auseinander, dass
ich meine manuellen Behandlungen einstellen würde, wenn
sie nicht auch selbst etwas für sich tun und ihre Ernährung
umstellen würde. »Es wäre kein ehrliches Geschäft, meine
Arbeit würde nichts bringen!«, erläuterte ich ihr. Enttäuscht
verschwand sie. Nach vier Monaten tauchte sie wieder auf. Sie
hatte weitere Spezialisten aufgesucht, aber ihr Zustand hatte
sich nicht gebessert. Weil ihre Erschöpfung ihr immer mehr zu
schaffen machte, war sie dieses Mal entschlossen, meine Ratschläge zu befolgen: Sie würde alle säurebildenden Nahrungsmittel weglassen, auch den Kaffee, langsam und regelmäßig
essen und Fisch, weißes Fleisch, Gemüse, Nudeln, Reis und
frisches Obst verstärkt auf den Tisch bringen. Ich nahm meine
manuellen Behandlungen wieder auf. Nach fünf Sitzungen innerhalb von sechs Wochen waren ihre Kreuzschmerzen weg.
Ihre Gelenke taten ihr nicht mehr weh, sie hatte keine Verstopfung mehr, schlief besser und hatte sechs Kilo abgenommen!
Ich empfahl ihr, mit dieser Ernährung weiterzumachen, meine
Entspannungsatmung zu praktizieren, eine Stunde täglich zu
Fuß zu gehen und sich jeden Tag ein paar Minuten den Bauch
zu massieren. Zwei Monate später hatte Jeanne die anderen
sechs überflüssigen Kilo abgenommen, war bestens in Form
und bekannte: »Ich fühle mich gut. Ihre Methode hat mich völ-

lig verwandelt. Aber wird das auch so bleiben?« Meine Antwort war klar: »Das hängt von Ihnen ab.« Zur Konsolidierung des Ergebnisses empfahl ich ihr, meine Gymnastik für die zwei Gehirne zu machen. Die Resultate waren ausgezeichnet.

Man hat mir berichtet, dass Ekzeme und Schuppenflechten verschwanden, nachdem keine Milchprodukte und Stimulanzien mehr konsumiert wurden, und dass Hals-Nasen-Ohren-Beschwerden bei Kindern durch veränderte Ernährungsgewohnheiten geheilt worden sind – den Verzicht auf zuckerhaltige Getränke und Süßigkeiten im Allgemeinen.

Ich brauchte keine Neurotransmitter in winziger Dosierung, um zu verstehen, dass die Harmonie zwischen Kopf- und Bauchhirn eine Voraussetzung für Wohlbefinden und Heilung ist. Und dass diese Heilung weitgehend von der richtigen Auswahl unserer Nahrungsmittel abhängt.

Vorsicht, Diät!

Dass man sich das, was man isst, gut aussuchen muss, wenn die beiden Gehirne und der Mensch mit sich selbst in Einklang sein sollen, mag einfach, offensichtlich und sogar ein wenig banal erscheinen. In Wirklichkeit verlangt es ein bisschen Überlegung. Ich habe viel darüber nachgedacht. Und ich glaube, dass ich ein Konzept ausgearbeitet habe, ein Programm, das Sie nicht einengt und das ich als dritten Grundpfeiler meiner Methode betrachte.

Der erste Punkt dieser Methode lautet: Vergessen Sie alle Diäten.

Ich habe es schon oft geschrieben: Ich bin gegen alle Diäten, die darauf aufbauen, dass ein oder mehrere elementare Lebensmittel oder Nährstoffe (Fette, Kohlenhydrate, Proteine, die für den Stoffwechsel unentbehrlich sind) einfach weggelassen werden.

Meine Empfehlung, zum Beispiel auf Milchprodukte zu verzichten (siehe oben), ist nur ein zeitweiliges Verbot; sobald Ihre Beschwerden abgeklungen sind, können Sie das Lebensmittel in zunächst homöopathischer Dosierung nach und nach wieder in Ihren Speiseplan aufnehmen.

Jeder hat schon einmal von einer dieser Diäten gehört – oder sie sogar selbst gemacht –, die ohne Fett, Proteine, Zucker oder was auch sonst immer auskommen oder bei denen man nur bestimmte Kategorien von Lebensmitteln (etwa Nudeln oder Fleisch) zu sich nehmen darf.

Eine Katastrophe!

Alle Lebensmittel, selbst die, die in unserer Vorstellung den allerschlechtesten Ruf haben, sind für das allgemeine Gleichgewicht und die Harmonie der zwei Gehirne unerlässlich!

Es ist heute bewiesen, dass die Fette (die Lipide, wie es wissenschaftlich heißt), die von manchen Diäten rigoros verbannt werden, in einem ziemlich großen Umfang die sexuelle Lust bedingen und dass die Kohlenhydrate (Brot, Nudeln, Reis, Stärke) die Nerven beruhigen, für unsere Aufmerksamkeitsleistung unentbehrlich sind und bei der sexuellen Lust ebenfalls ein Wörtchen mitzureden haben.

Erst vor kurzem wurde gezeigt, dass die Proteine (Fleisch, Fisch, Milchprodukte) die Nebennieren anregen und im Kopfhirn die Entstehung von Euphorie beeinflussen.

Die Ballaststoffe, die früher für völlig nebensächlich gehalten wurden, gelten heute als unentbehrlich für den Kohlenhydrate- und Fettstoffwechsel sowie für eine gute Verdauung.

Wein spielt eine Rolle bei der Vorbeugung von Herzkrankheiten.

Vor fast 500 Jahren schrieb der große Arzt Paracelsus: »Alles ist Gift, und nichts ist ohne Gift, allein die Dosis macht's, dass ein Ding kein Gift ist.« Damit hatte er die Homöopathie erfunden, was ich mit Hochachtung zur Kenntnis nehme.

Wussten Sie, dass eine Diät, die ausschließlich aus Gemüse und Obst besteht – ich habe junge Models gesehen, die bis zu diesem Extrem gegangen sind –, tödlich sein kann?

Neuere Studien haben bewiesen, dass sich die Produktion von Immunzellen durch den Bauch ändert, wenn auch nur eine einzige Nahrungsmittelkategorie weggelassen wird. Allen möglichen Infektionen stehen dann Tür und Tor offen, und die Harmonie der beiden Gehirne ist gestört.

Die Auswahl Ihrer Lebensmittel, die eine Voraussetzung für eine gute Bauchgesundheit ist, sollte also von drei unverzichtbaren und sich ergänzenden Faktoren diktiert werden: Ihren geschmacklichen Vorlieben (die ganz zentral sind – sie sind so etwas wie Ihr lebensmitteltechnischer Fingerabdruck), einem abwechslungsreichen Speisezettel und dem Energie- und Nährwert der Lebensmittel.

Die Kohlenhydrate

Sie werden nach ihren Auswirkungen auf den Blutzuckerspiegel eingeteilt. Als Messlatte dient dabei der glykämische Index (GI).

Ein Lebensmittel hat einen hohen glykämischen Index, wenn sein Verzehr einen starken Anstieg des Blutzuckerspiegels nach sich zieht; der GI ist dann höher als 70. Umgekehrt hat ein Lebensmittel einen niedrigen glykämischen Index, wenn sich der Blutzuckerspiegel mäßig (GI zwischen 55 und 70) oder geringfügig (GI kleiner als 55) erhöht.

Einfache Kohlenhydrate mit hohem GI, bei denen der Blutzuckerspiegel schnell ansteigt, sind:
▸ Zucker, Süßigkeiten, Honig, Marmeladen,
▸ Kuchen, Gebäck, Sirup,
▸ Obst, zuckerhaltige Getränke, Säfte, Kompott,
▸ Milchprodukte.

Komplexe Kohlenhydrate mit niedrigem GI, bei denen der Blutzuckerspiegel langsam ansteigt, sind:
▸ Getreide: Mais, Weizen, Gerste, Buchweizen, Roggen, Hafer, Reis ... Die Körner lassen sich zu Brei kochen oder roh zu Mehl vermahlen, aus dem sich Brot, Nudeln, Pfannkuchen etc. herstellen lassen.
▸ Gemüse: Kartoffeln, Linsen, Erbsen, Bohnen aller Art, Sojabohnen, Zwiebeln, Knoblauch, Salat, Zucchini, Tomaten, Sellerie, Radieschen, Möhren ...
▸ Küchenkräuter: Schnittlauch, Petersilie ...

Die in den Kohlenhydraten enthaltenen Ballaststoffe und Fette können die Resorptionsgeschwindigkeit des Zuckers verlangsamen und den glykämischen Index senken.

Erwachsene nehmen nicht genug komplexe Kohlenhydrate zu sich. Deshalb sind Sie gut beraten, wenn Sie sich bei der Wahl Ihrer Lebensmittel vom glykämischen Index leiten lassen.

> Die einfachen und komplexen Kohlenhydrate sollten 55 Prozent Ihrer täglichen Nahrungsmenge ausmachen.

Die Eiweiße (Proteine)

Sie sind tierischen oder pflanzlichen Ursprungs.

Tierische Proteine:

► Rind- und Lammfleisch bringen Ihnen die acht unentbehrlichen essenziellen Fettsäuren. Wählen Sie die magersten Partien von Rind, Kalb etc., denn verborgene Fette gibt es immer noch.
► Geflügel: Hähnchen vom Bauernhof, Perlhuhn, Ente, Pute ...
► Salzwasserfische: Dorsch, Seezunge, Kabeljau, Rochen, Barsch, Schellfisch ...
► Süßwasserfische: Karpfen, Forelle, Hecht ... Der fetteste Fisch enthält genauso viel Fett wie das magerste Fleisch.
► Schalentiere: Krabben, Shrimps, Langusten, Hummer ...
► Meeresfrüchte: Austern, Muscheln ...
► Milchprodukte: Milch, Joghurt, Käse ...

Pflanzliche Proteine:

▶ Hülsenfrüchte: Linsen, dicke Bohnen, Kichererbsen, weiße, rote, schwarze Bohnen ...

▶ Vollkorngetreide: Reis, Mais, Vollkornnudeln und -brot ...

▶ Kartoffeln.

> Die Proteine sollten 15 Prozent Ihrer täglichen Nahrungsmenge ausmachen.

Die Fette

Sie können tierischen oder pflanzlichen Ursprungs sein.

Gesättigte Fettsäuren. Diese Fette sollten unbedingt auf 10 Prozent der täglichen Energiezufuhr beschränkt werden.

▶ Manche Margarinen.

▶ Wurstwaren aller Art.

▶ Fettes Fleisch: Das fetteste Fleisch stammt von Tieren, die keinen Auslauf haben. Auch Tiere, die immer an einer Stelle bleiben (müssen), werden fett!

Die (einfach oder mehrfach) *ungesättigten Fettsäuren* sollten 25 Prozent Ihrer Nahrungsmenge ausmachen.

▶ Eine mit 8 Prozent Phytosterinen angereicherte Margarine senkt das »schlechte« LDL-Cholesterin um 10 Prozent.

▶ Pflanzliche Öle: aus Oliven, Sonnenblumenkernen, Mais, Traubenkernen ...

▶ Fischöle.

Die Fette dürfen maximal 33 Prozent Ihrer täglichen Nahrungsmenge ausmachen. Wählen Sie unbedingt ungesättigte Fettsäuren!

Essen Sie, was Ihnen schmeckt

Essen muss vor allem schmecken. Das ist in diesem Stadium
die erste Voraussetzung für die Harmonie der zwei Gehirne.
Professor Gershon, dessen Buch *The second brain* den Blick der
Mediziner auf den Bauch verändert hat, konnte den Botenstoff
identifizieren, der dafür verantwortlich ist, dass bestimmte Lebensmittel und Geschmäcker uns anziehen, während andere
uns abstoßen: Es ist das Dopamin, eine Substanz, die vor eini-
gen Jahren an der Universität von Cambridge entdeckt wurde.
Gleichzeitig wurde nachgewiesen, dass Neugeborene aller Kul-
turkreise Süßes mögen, Bitteres dagegen zurückweisen! Dieses
Phänomen erscheint mir umso sonderbarer, als man heute
weiß, dass im Mittelalter der saure Geschmack dominierte. In
der Renaissance war der süße (zuckerhaltige) Geschmack praktisch nicht existent, und den Spezialisten zufolge wurde erst im
17. Jahrhundert wirklich zwischen salzig und süß unterschie-
den, als nämlich bei den Mahlzeiten eine bestimmte Speisenfolge
aufkam. Der große und katastrophale Siegeszug des Zuckers
begann tatsächlich erst nach dem Zweiten Weltkrieg (1950).
    Es wurde auch gezeigt, dass sich das für den Geschmack zu-
ständige Organ beim Fötus ab dem vierten Monat ausbildet.

Boris Cyrulnik, der berühmte Verhaltensforscher und Psychiater an der Marseiller Universität, hat bewiesen, dass Neugeborene aus Marseille, deren Mütter in der Schwangerschaft Knoblauch gegessen hatten, angesichts einer mit Knoblauchgeruch versehenen Brust Lust empfanden, was bei Pariser Neugeborenen nicht der Fall war. Mit der Geschmackserziehung des Kindes sollte deshalb möglichst früh begonnen werden. Früher dachte man, Kinder könnten immer das Gleiche essen, solange sie sich normal entwickeln. Aber damit hat man es sich ein bisschen zu einfach gemacht, denn Kinder besitzen über zehn Millionen Rezeptorzellen für Geschmack, von denen sie bis zum Erwachsenenalter die Hälfte verlieren. Für die Geschmacksausbildung des Kindes ist deshalb eine abwechslungsreiche Ernährung sehr wichtig. Fangen Sie so früh wie möglich damit an, den Inhalt des Fläschchens, die Art des Breis zu variieren. Die Bauchgesundheit des Erwachsenen hängt davon ab! Auch der Rhythmus der biologischen Uhr, der für eine gute Nahrungsaufnahme so wichtig ist, bildet sich in den ersten Lebensjahren heraus.

Die Nachlässigkeit der Eltern, die, oft aus Bequemlichkeit, den Zuckerkonsum ihrer Kinder begünstigen (vor allem in den USA, der Heimat von Fastfood, Ketchup, Schokoriegeln und Limonade), hat oft dramatische Folgen. In Frankreich etwa hat sich die Anzahl fettleibiger Kinder innerhalb von zehn Jahren verdoppelt – und wächst weiter.

Ich kann diesen Punkt nicht genug betonen: Der Grundstein für die Gesundheit des Bauchs und ein harmonisches Zusammenwirken der beiden Gehirne wird beim Kind gelegt. Und ich erinnere daran, dass Übergewicht bei Erwachsenen das Risiko

Die Ballaststoffe

Diese pflanzlichen Nahrungsbestandteile entziehen sich dem Verdauungsprozess im Dünndarm. Man unterscheidet zwischen wasserlöslichen (in Obst und Gemüse) und wasserunlöslichen (hauptsächlich in Getreideprodukten) Ballaststoffen.

Auf Grund ihrer dichten Struktur ist ihre Verweildauer im Magen länger. Im Dünndarm verkürzen und verbessern sie die Passage des Verdauungsbreis und binden Wasser (der Stuhl ist weniger hart).

Sie sind an der Vermehrung der Darmflora beteiligt und wertvolle Verbündete im Kampf gegen Verstopfung.

▶ Weil sie den in ihnen enthaltenen Zucker nur langsam für den Stoffwechsel verfügbar machen, zögern sie das Hungergefühl hinaus. Diabetes lässt sich so besser steuern.

▶ Durch eine ballaststoffreiche Ernährung lässt sich die Nahrungsaufnahme um 5 bis 10 Prozent reduzieren. Das ist bei Gewichtsproblemen interessant.

▶ Der Verzehr von 20 bis 30 Gramm Ballaststoffen pro Tag verhindert einen Cholesterinüberschuss im Blut, weil das Cholesterin gebunden und ausgeschieden wird.

▶ Ballaststoffe regen im Darm die Vermehrung und die Aktivität körperfreundlicher Bakterien an und wirken der Produktion toxischer Substanzen entgegen.

▶ Ballaststoffe absorbieren oder verdünnen die Krebs erregenden freien Radikale und schränken deren Kontakt mit der Darmschleimhaut ein.

Wir nehmen Ballaststoffe auf, wenn wir Obst und Gemüse essen – vorzugsweise langsam, damit es nicht zu einem aufgetriebenen Bauch und Blähungen kommt, und mit einer ausreichenden Flüssigkeitszufuhr während des Essens, die den Nahrungsbrei verflüssigt; außerhalb der Mahlzeiten sollten Sie mindestens anderthalb Liter Flüssigkeit pro Tag trinken, am besten Mineralwasser.

von Diabetes (der umgekehrt auch Übergewicht verursachen kann) und Herz-Kreislauf-Erkrankungen beträchtlich erhöht. Vor kurzem habe ich mit Freuden festgestellt, dass das INSERM (Französisches Institut für Forschung und Gesundheit) den Gedanken einer »vorbeugenden Ernährung« ausgebrütet hat. Es ist heute erwiesen, dass eine vernünftig ausgesuchte, ausgewogene Ernährung, ein gesunder Bauch und die vollendete Harmonie der beiden Gehirne die Wahrscheinlichkeit vermindern, sich bestimmte Krankheiten zuzuziehen, insbesondere Herz-Kreislauf-Leiden, Krebs und Osteoporose. Professor Serge Reynaud geht davon aus, dass eine Kost, die arm an gesättigten Fettsäuren und reich an Linolsäure ist (die so genannte Kreta- oder Mittelmeerdiät) einen wirksamen Schutz vor solchen Krankheiten bietet.

Meine erste Empfehlung bei der Auswahl Ihrer Lebensmittel lautet daher: Lassen Sie sich von Ihrem Geschmack leiten. Entscheiden Sie sich ganz direkt und offen für das, was Ihrem Gaumen zusagt. Lassen Sie Ihren fünf Sinnen, die das Kopf- mit dem Bauchhirn verbinden, freie Hand. Es ist erwiesen, dass der

Appetit in beiden Gehirnen entsteht – durch die Vermittlung mehrerer Neurotransmitter, die ihn koordinieren und aktivieren –, und dass die berühmt-berüchtigte Lust auf Süßes, Salziges, Obst, Schokolade, Fleisch etc. in fast allen Fällen nichts anderes bedeutet, als dass der Körper nach einem bestimmten Nährstoff verlangt (einem Vitamin, Fett, Kohlenhydrat ...). Wir haben Lust auf das, was wir brauchen – ein weiteres verblüffendes Beispiel für die Konsequenzen (und die Notwendigkeit) der real vorhandenen Harmonie zwischen den beiden Gehirnen. In diesem Zusammenhang möchte ich noch einmal auf die verheerenden Folgen von Stimulanzien wie Nikotin oder Alkohol hinweisen. Sie vernebeln die Kommunikation zwischen Kopf- und Bauchhirn, verfälschen den Nahrungsmittelbedarf des Organismus, zerstören die Vitamine und führen oft zu schweren Stoffwechselstörungen, Übergewicht oder extremer Magerkeit. Geben Sie aus all diesen Gründen Nikotin und Alkohol keine Chance und trinken Sie Wein nur in Maßen im Verlauf einer Mahlzeit. Dieselben Forscher, die die Vorteile einer gesunden Ernährung und bestimmter spezifischer Nährstoffe bei der Vorbeugung von Krankheiten nachgewiesen haben, konnten nach einer zwölfjährigen Studie an 200 Patienten auch zeigen, dass Wein, der in kleinen Mengen und regelmäßig getrunken wird, vor Herz-Kreislauf-Erkrankungen schützt: Bei den einhundert maßvollen Trinkern gab es in zwölf Jahren nur 12 Herzattacken unterschiedlicher Art, während es in der Gruppe der Nicht-Trinker 22 waren!

Exzesse für den Bauch?

Vor kurzem hat eine INSERM-Abteilung veröffentlicht, welche Folgen Alkohol, Kaffee, Tee oder Nikotin für die verschiedenen Stoffwechselkreisläufe haben. Für mich war bei diesen sehr interessanten Forschungen wichtig, dass sie die komplexe Beziehung zwischen Gehirn und Bauch genauer definiert haben: Die Untersuchung der Neurotransmitteraktivität jedenfalls hat deutlich gemacht, dass der Austausch in beide Richtungen erfolgt. Dazu nur ein Beispiel: Alkohol beeinflusst über das Gehirn den Bauch, aber auch vom Bauch aus das Gehirn. Spezialisten haben entdeckt, dass Beschwerden auf Grund eines starken Alkoholkonsums (den man gewöhnlich als »Rausch« bezeichnet) mit Hilfe von Neurotransmittern zirkulieren, die gleichzeitig von beiden Gehirnen produziert werden; die Auswirkungen des exzessiven Alkoholkonsums verteilen sich gleichmäßig auf beide Gehirne.

Ähnlich ist es offenbar, wenn unser Körper eine extreme Dosis Zucker, Kaffee, Tee oder Krebs erregenden Nikotinrauch verkraften muss. Diese Entdeckungen, die uns nicht nur die Folgen eines leider allzu häufigen Missbrauchs vor Augen führen, unterstreichen die wechselseitige Abhängigkeit der beiden Gehirne und zeigen damit, wie wichtig es ist, den Bauch (wieder) in Bestform zu bringen.

Eine abwechslungsreiche, nährstoffreiche Kost, die Ihnen Energie gibt

Was bei Ihnen auf den Teller kommt, wird also zunächst einmal von Ihrem Geschmack diktiert. Und es sollte abwechslungsreich sein und aus frischen, gesunden Lebensmitteln bestehen, die Sie optimal mit Vitaminen, Mineralstoffen und Spurenelementen versorgen. Vor keinem Nahrungsmittel steht ein Stoppschild: Ich habe nie irgendein Lebensmittel definitiv verboten, auch wenn ich in anderen Büchern empfohlen habe, Tee, Kaffee, Honig oder Konfitüre nur in Maßen zu konsumieren. Bei bestimmten funktionellen Störungen oder Erkrankungen (siehe die verschiedenen Krankheitsbilder in Teil 3) rate ich lediglich dazu, einzelne Lebensmittel eine Zeit lang zu meiden, nämlich so lange, bis Ihr Bauch wieder gesund ist.

Ein gesunder Bauch hat keine Probleme mit der Assimilation und Ausscheidung aller Lebensmittelkategorien; seine intakte Darmflora hält jedem Angriff stand, auch dem durch Bakterien (Arbeiten des Instituts Rosell) und verträgt Alkohol- und Nikotinexzesse ... solange sie nicht zu einer Gewohnheit werden. Ich würde sogar sagen, dass gelegentliche kulinarische Exzesse keine Gefahr darstellen und wegen des von ihnen verschafften Lustgewinns zur Harmonisierung der beiden Gehirne beitragen.

Wenn Sie (wieder) mit dem Bauch atmen, langsamer und regelmäßiger essen und Ihre beiden Gehirne, die vielleicht teilweise uneins waren, wieder symbiotisch funktionieren, können Sie ohne Weiteres alle Lebensmittel auf den Tisch bringen, die Ihnen schmecken. Nur frisch sollten sie sein, lebendig, im

bestmöglichen Zustand, damit Sie maximal von ihnen profitieren. Achten Sie darauf, dass die Produkte hygienisch ein-
wandfrei sind und bei Tiefkühlprodukten die Kältekette nicht
unterbrochen wurde.

Lebensmittel werden heute immer stärker kontrolliert;
trotzdem kommt es häufig vor, dass sie durch krankheitser-
regende Substanzen, Bakterien, Schimmel, Toxine oder Pes-
tizide verunreinigt oder verändert sind; bleiben wir deshalb
wachsam. Vorsicht auch vor genveränderten Lebensmitteln!

Die Zubereitung spielt ebenfalls eine wichtige Rolle. Zu
langes Kochen zerstört die Vitamine und lässt den energe-
tischen Gehalt der Lebensmittel gegen Null tendieren.

Verzichten Sie auf alles, was auf einem Holzkohlengrill ge-
brutzelt wurde: die verbrannten Partien von Fleisch, Fisch,
Kartoffeln etc. sind ein Tummelplatz für freie Radikale, die die
Zellen zerstören, Krebs verursachen und den Alterungsprozess beschleunigen.

Nehmen Sie für Frittiertes nur klare Öle. Wenn Sie ein Öl
wiederverwenden wollen, filtern Sie es vorher.

Meiden Sie erhitzte Fette, auch Butter; sie bringen das Galle-
Bauchspeicheldrüsen-System aus dem Takt.

Denken Sie daran, dass im Voraus zubereitete Speisen (Rohkost, Salat, Obstsalat, Obstsaft) oxidieren!

Geschälte oder auf andere Weise geputzte, geriebene oder
in Scheiben geschnittene Lebensmittel müssen innerhalb von
zehn Minuten gegessen werden.

Freie Radikale gegen Antioxidanzien

Die Rolle der freien Radikale bei negativen Zellveränderungen ist seit 40 Jahren bekannt. Seitdem werden ihnen von den Wissenschaftlern ständig neue Missetaten zugeschrieben.

Freie Radikale oxidieren unsere Zellen, das heißt sie reichern sie mit Sauerstoff an und lassen sie dadurch quasi rosten. Es handelt sich um Moleküle oder Molekülfragmente, die wie alle anderen Moleküle auch aus Atomen bestehen, die wiederum einen Kern haben, um den Elektronen kreisen.

Bei den Molekülen haben bestimmte Elektronen die Tendenz, paarweise aufzutreten. Bei den freien Radikalen ist ihre Anzahl ungerade. Das bedeutet, dass ein Elektron keinen Partner hat und sozusagen allein stehend ist.

Diese unverpaarten, besonders instabilen Elektronen sind auf der Suche nach einem Partner; um ihn zu finden, müssen sie das Gleichgewicht eines normalen, paarigen Zellmoleküls attackieren und zerstören. Übrig bleibt ein neues freies Radikal mit den gleichen aggressiven chemischen Eigenschaften.

Dieser Vorgang wird als Oxidoreduktion bezeichnet: Bei der Oxidation geht ein Elektron verloren, bei der Reduktion wird ein Elektron dazugewonnen.

Die freien Radikale sind Ursache zahlreicher Krankheiten.

Trotz ihrer äußerst kurzen Lebensdauer – sie liegt weit unter einer Sekunde – sind sie extrem gefährlich. Der britische Biochemiker Hallwell geht davon aus, dass wir pro Jahr rund zwei Kilo von ihnen produzieren und ihnen auch beim Einatmen nicht entkommen: 5 Prozent des Sauerstoffs verwandeln sich in freie Radikale.

Aber wir nehmen sie auch auf andere Weise auf: mit verschmutzter Luft, kosmischen Strahlungen von der Sonne und aus dem ultravioletten Bereich, durch den Kontakt mit Schadstoffen und Toxinen, die mit der Nahrung (etwa schlecht konservierten, oxidierten, verdorbenen Lebensmitteln) oder der Atemluft in unseren Körper gelangen, durch Nikotin etc.

Jede einzelne unserer Zellen ist mehrere hundert Mal täglich solchen Angriffen ausgesetzt.

Zum Glück verfügt der Körper über Substanzen, mit denen er sich gegen solche Attacken verteidigen kann: die Antioxidanzien. Das sind Enzyme in unserem Körper, die in der Zellmembran und im Zellplasma vorhanden sind. Diese Enzyme, etwa Glutathion-Peroxidase oder Superoxid-Dismutase, enthalten Selen, Kupfer, Zink, Magnesium, die Vitamine E und C sowie Betacarotin; ihre Aufgabe besteht darin, Schäden durch freie Radikale zu verhindern oder zu reparieren.

Andere Antioxidanzien stammen aus unserer Ernährung, wenn diese richtig ausgewählt wurde und ausgewogen ist.

Die wichtigsten Antioxidanzien sind: die Vitamine A (Betacarotin), C und E, bestimmte Metalle (Selen, Eisen, Zink), die Polyphenole, die Flavonoide, die Carotinoide, die Anthocyane und die Tannine.

Neuere Forschungen zeigen, dass unser Abwehrsystem so angelegt ist, dass ein konstanter Schutz vor freien Radikalen gewährleistet ist. Leider kann es diese Leistung nicht immer erbringen.

Durch Stress, Erschöpfung oder Überarbeitung, die in den Gleichklang der zwei Gehirne einen Misston bringen, und das Alter (Wechseljahre der Frau, des Mannes etc.) gehen dem

Körper die Antioxidanzien aus, und die gefährlichen freien Radikale haben ungehinderten Zugang zu den Zellen. Das Immunsystem wird geschwächt, sodass Krankheiten und einem beschleunigten Alterungsprozess Tür und Tor offen stehen. Alle Antioxidanzien sind an der Abwehr von Herz-Kreislauf-, Mikroben- und Tumorerkrankungen beteiligt und wirken dem Alterungsprozess entgegen.

Eine INSERM-Studie über die Nahrungsergänzung mit antioxidativ wirkenden Vitaminen und Mineralstoffen (SU.VI.MAX-Studie) belegt, welche Vorteile Obst und Gemüse als wichtigste Quelle für Antioxidanzien haben.

Antioxidanzien, die in Form von Megavitaminpillen oder anderen Pharmazeutika geschluckt werden, stellen dem Körper sehr viel höhere Mengen zur Verfügung, als wenn sie über die Nahrung aufgenommen würden, und können gefährliche Folgen für die Gesundheit haben. Halten Sie sich deshalb an die in der folgenden Übersicht angegebenen natürlichen Vitamine.

Pflanzliche Vitamine mit antioxidativer Wirkung

Vitamin A

Wirkt der Oxidation, dem Alterungsprozess und dem Infektionsrisiko entgegen. Spielt eine Rolle bei der Erneuerung von Haut, Haaren und Nägeln. Notwendig für Knochen, Zahnfleisch und Zähne. Schützt die Schleimhäute im Körper, auch im Verdauungs- und im Atemtrakt. Scheint das Risiko von Herz-Kreislauf-Erkrankungen zu verringern.

Der Körper wandelt das Carotin, den in grünen, gelben und roten Früchten und Gemüsen enthaltenen Farbstoff, in Provitamin A oder Betacarotin um.

▶ Grüne Gemüse: Spinat, grüne Bohnen, Brokkoli, Erbsen, Kohl, Zucchini, Salat, Löwenzahn …

▶ Küchenkräuter: Petersilie, Koriandergrün, Schnittlauch, Basilikum, Kerbel …

▶ Gelbe oder rote Gemüse: Paprika, Karotten, Kürbis, Tomaten, Kartoffeln, Sojabohnen, Zwiebeln, Schalotten, Knoblauch …

▶ Obst: Pfirsich, Mango, Aprikose, Honigmelone, Wassermelone …

Die Vitamine B_1, B_5, B_6

Schützen die Haut. Notwendig für das Nervensystem – liefern Energie gegen Stress, depressive Verstimmungen, Schlaflosigkeit. Sorgen dafür, dass die Kohlenhydrate gut assimiliert und Fette in Energie umgewandelt werden. Brauchen zum Schutz Vitamin C und sind gute Partner von Magnesium.

▶ Hülsenfrüchte.

▶ Vollkorngetreide, Bierhefe, Weizenkeime.

Vitamin C

Regt die Zellerneuerung an. Notwendig für die Haut, Knochen und Zähne. Bekämpft Infektionen und Viren, stärkt das Immunsystem und erhöht die Lebenserwartung. Gehört zu den wichtigsten Antioxidanzien – unterbricht die Kettenreaktion der freien Radikale. Die Wirkung von Vitamin C wird durch Vitamin E und Betacarotin optimiert.

▶ Obst: Orangen, Zitronen, Grapefruits, Mandarinen, Kiwis, Bananen, Trauben, Erdbeeren, Himbeeren, rote und schwarze Johannisbeeren, Kirschen, Blaubeeren, Äpfel, Birnen …

▶ Gemüse: Tomaten, Radieschen und Rettich, Karotten, Brokkoli, Kresse, Kohl, Paprikaschoten, alle Salate …

▶ Küchenkräuter.

Vitamin E

Notwendig für die Bildung und den Schutz der Zellmembran, beugt dem Alterungsprozess vor. Schützt vor Herz-Kreislauf-Erkrankungen. Stärkt das Immunsystem. Ist ein guter Partner für Vitamin C und konserviert Vitamin A (Betacarotin).

▶ Pflanzliche Öle: aus Oliven, Sonnenblumen, Weizenkeimen, Erdnüssen, Sojabohnen.

▶ Obst und Gemüse.

▶ Ölfrüchte: Walnüsse, Haselnüsse, Mandeln, Erdnüsse …

Spurenelemente mit antioxidativer Wirkung

Sie beugen dem Alterungsprozess vor und stärken das Herz-Kreislauf- und das Immunsystem.

Selen

Wirkt in Verbindung mit den Vitaminen A, C und E.

▶ Getreide: Weizenkeime, Bierhefe ...

▶ Gemüse: Brokkoli, Knoblauch, Zwiebeln, Kohl ...

▶ Ölfrüchte: Walnüsse, Haselnüsse, Mandeln ...

Zink

Unverzichtbar für die Bildung zahlreicher Enzyme. Notwendig für den Verdauungsstoffwechsel. Beeinflusst die Stimmung, aktiviert die Sexualdrüsen. Beschleunigt die Wundheilung. Hat eine günstige Wirkung bei Pubertätsakne. Verbessert die Wirkung der Vitamine A und B.

▶ Gemüse: Bohnen, Linsen, Erbsen, Kohl, Kresse, Brokkoli, Spinat, Karotten, rote Bete, Zwiebeln, Schalotten, Knoblauch ...

▶ Vollkorngetreide, Vollkornbrot.

▶ Algen, Fische, Meeresfrüchte.

▶ Fleisch, Geflügel.

Bitte beachten Sie: Antioxidanzien sind licht-, hitze- und feuchtigkeitsempfindlich; sie verabschieden sich, wenn Lebensmittel zu lange gekocht werden. Geschälte oder geputzte Früchte oder Gemüse oxidieren innerhalb von zehn Minuten. Bereiten Sie Rohkost, Salat, Obstsalat, Obst- und Gemüsesäfte nicht im Voraus zu. Nikotin und Alkohol sind Antioxidanzienkiller.

Drei Frühstücksvorschläge zur Harmonisierung der zwei Gehirne

Mit meiner Frau Florence, einer exzellenten Köchin, habe ich drei Frühstücksvorschläge erarbeitet, mit denen Ihre Bauchgesundheit beginnen kann:

▶ das Anti-Übersäuerungs-Frühstück zum Entgiften

▶ das leichte Frühstück zum Entschlacken

▶ das Energie-Frühstück zur Kräftigung

Sie können eine Zeit lang immer das gleiche Frühstück zu sich nehmen oder zwischen den Dreien wechseln, je nachdem, welche Beschwerden Sie haben, wie viel Energie Sie brauchen und wie Ihre körperliche und seelische Tagesform ist.

Das Anti-Übersäuerungs-Frühstück (entgiftend)

Essen Sie im Sitzen, in Ruhe, und fangen Sie immer mit den festen Nahrungsbestandteilen an.

- ▶ 1 weich gekochtes Ei
  oder 1 Scheibe Schinken
  oder 1 Stück Geflügel
  oder 1 Stück Hartkäse (Comté, Beaufort)
  oder 1 Stück Ziegenkäse
  oder 1 Joghurt natur
- ▶ 1 oder 2 Scheiben Vollkornbrot
  oder 1 Schale Reis
  oder 1 Teller Teigwaren
- ▶ Frische Butter
- ▶ Frische Kräuter: Schnittlauch, Petersilie, Basilikum, Koriandergrün ...
- ▶ 1 frische Frucht der Saison: Apfel, Banane, Pfirsich ...
- ▶ Trockenfrüchte (nicht mehr als 2 oder 3): Datteln oder Feigen oder Mandeln oder Rosinen oder Pflaumen
- ▶ Kräutertee: ⅓ Thymian, ⅓ Rosmarin, ⅓ Salbei
  oder Eisenkraut oder Lindenblüten
  oder Getreidekaffee

Verzichten Sie bis zum Abklingen Ihrer Beschwerden unbedingt auf:

- ▶ Süßes: Honig, Marmelade, Nuss-Nougat-Creme als Brotaufstrich
- ▶ Backwaren: Croissant, Brioche, Schokocroissant ...

▶ Weißbrot, Toastbrot

▶ Geröstetes Brot

▶ Frühstückszerealien aller Art

▶ Milchprodukte: Milch, Quark, Joghurt mit Zuckerzusatz

▶ Stimulanzien: Kaffee, Tee, Kakao …

▶ Pfefferminztee

▶ Obstsäfte (auch frisch gepresste)

▶ Im Voraus zubereitete Obstsalate

▶ Alles Gebratene und Frittierte: Spiegeleier, Pommes frites …

▶ Wurst aller Art

Dieses Frühstück

▶ verbessert Ihre Bauchgesundheit und bekämpft Entzündungen der Gelenke und Bänder: Sehnenentzündung, Nervenentzündung, Rückenschmerzen (im Nacken-, Brust-, Kreuz-, Ischiasbereich),

▶ beugt Krankheiten aus dem rheumatischen Formenkreis vor oder lindert sie: Arthrose, Arthritis …,

▶ beruhigt das Nervensystem und bekämpft Nervosität, Reizbarkeit, erhöhte Gemütserregbarkeit, Angstzustände.

Das Anti-Übersäuerungs-Frühstück sollte eingenommen werden, bis die Symptome vollständig abgeklungen sind.

Dieses Frühstück kann ein paar Wochen, ein paar Monate oder – wenn Sie eine chronische Krankheit haben – Ihr ganzes Leben lang Ihr morgendlicher Begleiter sein.

Das leichte Frühstück (entschlackend)

Essen Sie im Sitzen, in Ruhe, und fangen Sie immer mit den festen Nahrungsbestandteilen an.

▶ 1 weich gekochtes Ei
   oder 1 Stück Ziegenkäse
   oder 1 Schälchen Quark (20 Prozent Fettanteil)
   oder 1 Joghurt natur
▶ 1 oder 2 Scheiben Vollkornbrot
▶ Frische Butter zum Bestreichen
▶ Frische Küchenkräuter: Schnittlauch, Petersilie, Basilikum, Koriandergrün ...
▶ 1 frische Frucht der Saison: Orange, Mandarine, Grapefruit, Apfel oder Pfirsich (ohne Schale), Mango, Kiwi ...
   oder 1 frisch gepresster Fruchtsaft mit Fruchtfleisch:
   ⅓ Orange, ⅓ Grapefruit, ⅓ Zitrone
▶ 1 schwacher Tee oder Kaffee
   oder 1 Tee oder Kaffee mit Milch (wenn Sie sie vertragen)
   oder 1 Kräutertee
   oder Getreidekaffee

Verzichten Sie bis zum Abklingen Ihrer Beschwerden unbedingt auf:
▶ Süßes: Honig, Marmelade, Nuss-Nougat-Cremes, Schokoriegel
▶ Gebäck aller Art: Croissant, Brioche, Schokocroissant, Marzipancroissant, Kekse ...
▶ Weißbrot, Toastbrot

► Milchprodukte: Milchschokolade, Joghurt mit Zusatz von Zucker, Honig, Konfitüre, Obst, Schokolade oder Karamell-geschmack

► Abgepackte oder zuckerhaltige Obstsäfte

► Alles Gebratene und Frittierte: Spiegeleier, Pommes frites ...

► Gerichte mit Sauce

► Schmelzkäse

► Wurst aller Art

Dieses Frühstück macht Ihren Bauch wieder gesund, entlastet das neurovegetative System und hilft so beim Abnehmen, vertreibt Erschöpfung, wirkt Diabetes entgegen, mindert das »schlechte« Cholesterin und beugt Herz-Kreislauf-Erkrankungen vor.

Nehmen Sie das leichte Frühstück für ein paar Wochen oder Monate zu sich, wenn Sie Ihr optimales Gewicht oder Ihre Ausgeglichenheit zurückhaben wollen. Es bietet sich auch nach kulinarischen oder alkoholischen Exzessen an. Dieses Frühstück ist ideal für alle, die morgens nicht viel essen wollen.

Das Energie-Frühstück (kräftigend)

Essen Sie im Sitzen, in Ruhe, und fangen Sie immer mit den festen Nahrungsbestandteilen an.

▶ 1 weich gekochtes Ei (eventuell auch 2)
  oder 1 Omelett mit Kräutern
  oder Spiegeleier mit Schinkenspeck
  oder 1 Stück weißes Geflügelfleisch
  oder 1 Scheibe Schinken
  oder 1 Stück Käse
  oder 1 Fischfilet: Lachs, Hering, Sardellen ...
▶ 1 Milchprodukt nach Wahl: Milch, Quark oder Joghurt ...
▶ 2 oder 3 Scheiben Vollkornbrot
  oder 1 Schale Reis oder 1 Teller Nudeln
  oder Getreideflocken (Haferflocken ...)
▶ Frische Butter
▶ Frische Kräuter: Schnittlauch, Petersilie, Basilikum, Koriandergrün ...
▶ 1 frische Frucht der Saison: Banane, Apfel, Birne, Pfirsich, Grapefruit, Orange, Mango, Kiwi
  oder 1 frisch gepresster Fruchtsaft mit Fruchtfleisch
  oder Trockenfrüchte (nicht mehr als 2 oder 3): Datteln, Feigen, Mandeln, Haselnüsse, Walnüsse, Pflaumen ...
▶ Honig oder hausgemachte Marmelade
▶ Tee oder Kaffee (beides auch mit Milch)
▶ Getreidekaffee oder Kräutertee

Verzichten Sie bis zum Abklingen Ihrer Beschwerden unbedingt auf:

► Gebäck aller Art, Kekse ...
► Weißbrot, Toastbrot
► Geröstetes Brot
► Trockenfrüchte mit Salz-, Honig- oder Karamellzusatz ... (Aprikosen sind schwer verdaulich)
► Im Voraus zubereitete Obstsalate

Dieses Frühstück

► sorgt dafür, dass Sie in Topform bleiben, wirkt Stress, Erschöpfung, seelischen Tiefs, Angst und Nervosität entgegen,
► hilft Ihnen, ein paar Kilo zuzunehmen, wenn Sie zu dünn sind oder nach einer Operation oder Krankheit wieder zu Kräften kommen wollen,
► bereitet Sie auf anstrengende sportliche oder intellektuelle Aktivitäten vor,
► beruhigt Ihr zentrales Nervensystem und harmonisiert die beiden Gehirne.

Das Energie-Frühstück stärkt Ihre Immunabwehr durch viele Vitamine, Spurenelemente und Mineralstoffe. Dieses Frühstück ist ideal, wenn Sie Ihre funktionellen Störungen erfolgreich behandelt haben und Ihr Bauch nach dem Anti-Übersäuerungs- und dem leichten Frühstück wieder gesund ist.

Finden Sie einen Sport, der Ihnen Spaß macht

Ich möchte hier von einem sehr berühmten Schauspieler sprechen, der ganz bestimmt etwas dagegen hätte, wenn ich seinen Namen nennen würde. Er hat jede Menge Arbeitsangebote und wird es in puncto Talent und Popularität sicher noch sehr viel weiter bringen.

Er klagte über eine extrem starke, immer wieder auftretende Erschöpfung, über die zunehmende Schwierigkeit, einzuschlafen und ausgeruht aufzuwachen, über Kopfweh und Magenschmerzen. Nach gründlicher Untersuchung und verschiedenen Analysen hatte sein Hausarzt ihm zu seiner großen Enttäuschung eine »ausgezeichnete Gesundheit« bescheinigt. Also kam er zu mir mit seinen Problemen, die, wie er sagte, niemanden interessierten, noch nicht einmal seine Frau, eine ebenfalls berühmte Schauspielerin.

Ich brauchte nicht lange, um die Situation zu überblicken: Dieser Mann zahlte den Preis für seine Berühmtheit, sein intensives Arbeiten – zwischen zwei Filmen spielte er noch Theater –, sein unregelmäßiges Essen und die gedankenlose Flucht in Nikotin, Alkohol und pharmazeutische Aufputschmittel. Es wäre völlig nutzlos gewesen, ihn dazu aufzufordern, Gewohnheiten zu ändern, die sein Leben ausmachten. Genauso gut hätte ich ihm vorschlagen können, ein anderer Mensch zu werden. Sein harter, verspannter Bauch ließ vermuten, dass die Kommunikation zwischen den beiden Gehirnen unterbrochen war. Ich massierte seinen Bauch ein paar Mal kräftig durch, womit er sehr zufrieden war. Nach mehreren Sitzungen vertraute er mir sogar an, dass er wieder besser schlief.

»Mir war nicht klar, dass zwischen meinem Bauch und meinem Schlaf ein Zusammenhang besteht«, gestand er mir.

Ich schlug ihm vor, im Theater und am Filmset meine Entspannungsatmung so oft zu machen, wie es sein Arbeitspensum zuließ. Die Bauchatmung war ihm von Berufs wegen vertraut. Ich riet zu ein paar einfachen Gymnastikübungen, die er morgens beim Aufwachen machen konnte. Vor allem aber erläuterte ich ihm die zwingende Notwendigkeit, mindestens einmal wöchentlich sportlich aktiv zu werden, und zwar auf eine Weise, die ihn nicht überforderte, und sich dabei allmählich zu steigern.

Wie viele meiner Patientinnen und Patienten zwischen 40 und 60 hatte er in seiner Jugend verschiedene Sportarten ausgeübt (Fahrradfahren, Tennis, Schwimmen und sogar Fußball in einer Amateurmannschaft), sie aber aufgegeben, als mit dem Erfolg der Alltagsstress immer größer wurde. Er war einverstanden, sich sonntags morgens aufs Fahrrad zu schwingen und außerdem ein oder zwei Stunden mit seiner Frau einen Waldspaziergang zu unternehmen. Nach ein paar Sitzungen erklärte er mir, beides hätte ihm wirklich gutgetan.

»Ich kann es auch an Ihrem Bauch und Ihrem Allgemeinzustand ablesen«, erwiderte ich.

Seitdem ist das Fahrradfahren am Sonntagmorgen für ihn zu einer echten Gewohnheit geworden. Er erzählte mir, dass er es selbst auf Tourneen so einrichtet, dass er mindestens ein Mal wöchentlich in die Pedale tritt. Seine Frau, die ich ebenfalls behandelte, erzählte mir, sie sei seinem Beispiel gefolgt, würde nun besser schlafen und habe auch eine bessere Verdauung. »Es ist, als hätte ich dadurch, dass ich meine Beine aktiviert und tiefer geatmet habe, meinen Kopf frei bekommen«, gestand sie mir.

Die Verbindung zwischen unseren beiden Gehirnen ließe sich kaum anschaulicher darstellen. Die maßvolle Ausübung eines Ausdauersports stellt via Vagus die Harmonie zwischen Kopf- und Bauchhirn wieder her, was sich auf den gesamten Organismus vorteilhaft auswirkt. Unter Ausdauersport verstehe ich eine Sportart oder eine körperliche Aktivität, die Sie mindestens 45 Minuten lang ausüben, ohne sich zu überanstrengen, bei der also der Herzschlag konstant bleibt, das heißt ohne schneller zu werden oder zu stottern.

Ich habe oft erlebt, dass ausgesprochen hinderliche funktionelle Beschwerden, andauernde Erschöpfung, Gewichtszunahme, Rückenschmerzen, Schlaflosigkeit, sexuelle Störungen etc. durch die moderate Ausübung eines Ausdauersports verschwanden. Mich wundert das nicht: Wer sportlich in Maßen aktiv ist, versorgt sein Blut besser mit Sauerstoff und kann Schadstoffe besser abwehren. Die Atemwege und das Herz-Kreislaufsystem werden gestärkt. Der Schlaf wird besser, die Knochen- und Muskelmasse bleibt erhalten. Ich habe Patientinnen und Patienten gesehen, die tatsächlich, und ich scheue mich nicht, dieses Wort zu verwenden, wieder jünger geworden sind, weil sie (wieder) Sport light betrieben: Ihr Aussehen veränderte sich, ihre Figur wurde graziler, die besser mit Gefäßen versorgte Haut strahlte wieder von innen heraus. Bei jungen Leuten habe ich sogar erlebt, dass eine hartnäckige Akne oder Allergien vergingen. Auch die positiven Auswirkungen auf die

Stimmung sind nicht zu vernachlässigen, was beweist, dass das Kopfhirn ebenfalls von einer solchen Aktivität profitiert. Angst und Schüchternheit verschwinden (das Selbstvertrauen ist wieder da), und oft auch eine chronische Erschöpfung. Ich erinnere mich an einen jungen Mann, der mit seinen Eltern zu mir kam: Der sehr begabte 18-jährige Student arbeitete sechs bis acht Stunden täglich am Computer, hatte große Schwierigkeiten abzunehmen und fand ohne Schlaftabletten nicht in Morpheus' Arme. Während ich seinen verspannten Magen behandelte, unterhielt ich mich mit ihm und erfuhr, dass er aus Zeitmangel das Inline-Skating aufgegeben hatte, das ihm sehr viel Spaß gemacht hatte. Ich redete ihm zu, wieder mit dieser sportlichen Aktivität anzufangen, und zwar sehr früh morgens, mindestens drei Mal pro Woche. Er befolgte meinen Rat. Innerhalb von ein paar Monaten nahm er sechs Kilo ab, konnte ohne Schlaftabletten schlafen und fand durch die Harmonisierung seiner beiden Gehirne zu einem sehr viel besseren Gleichgewicht.

Die schnellsten und direktesten Folgen einer sportlichen Aktivität zeigen sich jedoch im Bauch: Ich zögere nicht zu behaupten, dass keine funktionelle Störung des Bauches an sich, etwa Verstopfung, Aufgeblähtheit, schmerzhafte Menstruation etc., einem regelmäßig praktizierten Ausdauersport standhält. Wenn Sie nicht nur sportlich aktiv sind, sondern auch meine übrigen grundlegenden Empfehlungen befolgen – Atmung, Essweise, Lebensmittelauswahl etc. –, fällt die Verbesserung noch spektakulärer aus. Und vergessen Sie nicht: Diese Aktivitäten, die Sie ja nicht einschränken sollen, sondern Spaß machen und angenehm sind, haben auch eine vorbeugende

Wirkung. Ich bin fest davon überzeugt, dass ein regelmäßig betriebener, harmonisierender Ausdauersport das Risiko von schweren Krankheiten verringert.

Im weiter oben beschriebenen Fall hatte mein Patient sich für das Fahrradfahren entschieden, weil es ihn an Kindheitsausflüge im Süden Frankreichs erinnerte, angenehme Bilder und Gefühle in ihm wachrief und seiner Frau zusagte, die sich ebenfalls dafür entschied.

Was ist ein Ausdauersport?

Ich verstehe darunter eine körperliche Tätigkeit, bei der Sie sich nicht überanstrengen, sodass der Puls gleich bleibt und ein zu schneller oder stolpernder Herzschlag vermieden wird. Bei meiner Methode, die auf der Harmonisierung der beiden Gehirne beruht, spielt der Ausdauersport eine wichtige Rolle. Er wirkt sich günstig auf die Endorphinproduktion (Endorphine sind die so genannten Glückshormone) und die Regulierung des Blutdrucks aus, stärkt Herz und Gefäße, entspannt das zentrale Nervensystem (das erste Gehirn) und vertreibt Nervosität, Angst (auch die zu versagen), innere Unruhe und Schüchternheit. Er stärkt die Immunabwehr. Seine Bedeutung beim Kampf gegen Diabetes, bei der Reduzierung des »schlechten« Cholesterins und dem Abbau überflüssiger Pfunde ist erwiesen. Vergessen Sie vor Ihren Trainingseinheiten nicht die Aufwärmphase, das heißt fünf bis sechs Minuten, in denen Sie den ganzen Körper behutsam dehnen. Tun Sie das Gleiche am Ende Ihres Trainings (Regenerationsphase), damit Sie keinen

Muskelkater bekommen und sich in den Muskeln und Gelenken keine Säure ablagert.

Wenn Sie Ihren Ausdauersport regelmäßig 45 Minuten lang ausüben können, ohne aus der Puste zu kommen und ohne hinterher Muskelkater zu haben, können Sie kurze Beschleunigungsphasen in Ihr Training einbauen (Intervalltraining). Beispiel: 20 Minuten moderates Joggen, dann zwei bis drei Minuten schnelleres Tempo und anschließend Rückkehr zum langsameren Rhythmus. Entsprechendes gilt für Schwimmen oder Fahrradfahren. Wiederholen Sie diese Abfolge in einer 45-minütigen Trainingseinheit drei bis fünf Mal und kontrollieren Sie jedes Mal Ihren Puls. Das mal schnelle, mal langsame Tempo verdoppelt die positiven Auswirkungen des Ausdauersports auf alle Körpersysteme.

Ausdauersportarten, die diese günstige Wirkung haben, sind Walken, Wandern, Fahrradfahren, Schwimmen. Ich bin gegen intensives Joggen, obwohl dieser Sport modern ist. Aber er ist auch ziemlich brutal. Er kann das Herz und die Gelenke in Mitleidenschaft ziehen und Fehlfunktionen im Bauchbereich verschlimmern. Außerdem wird Joggen oft ohne ausreichende Vorbereitung und über die Grenzen des Zuträglichen hinaus betrieben. Der Jogger vermehrt oft nur seine Probleme, statt von seiner Aktivität etwas zu haben, und fühlt sich hinterher noch kaputter; er wirkt älter, als er tatsächlich ist. Um vom Laufen zu profitieren, ist ein gesunder Bauch genauso wichtig wie die Kontrolle der Herzfrequenz. Ich glaube jedenfalls, dass es nicht mehr lange dauern wird, bis der Bauch vor einer Trainingseinheit genauso kontrolliert wird wie das Herz. Wenn Sie trotzdem joggen wollen: Gehen Sie es gemächlich an und steigern Sie sich ganz allmählich, was ich weiter unten noch ausführlicher erläutere. Gleiches gilt für Schwimmen und Tennisspielen. Egal ob Sie Tennis-Anfänger oder -Wiedereinsteiger sind – wichtig ist, dass *Sie* mit Hilfe Ihres ersten Gehirns den Rhythmus des Spiels diktieren, das heißt bestimmen, mit wie viel Power Sie die Sache angehen wollen (keiner zwingt Sie, einem Ball hinterherzurennen, der zu schnell für Sie ist). Lassen Sie sich zwischen den Ballwechseln Zeit. Aber da schnelles Losrennen und rapide Stellungswechsel nicht auszuschließen sind, rate ich hier ganz besonders zu einem speziellen und allmählich sich steigernden Training. Falls Sie über 50 sind, sollten Sie auch Ihr Herz und die Gesundheit Ihres Bauchs beobachten. Wenn es um die Bauchgesundheit nicht zum Besten steht und die Verbindung zwischen den beiden Gehirnen unterbrochen ist, funktioniert auch die Konzentration nicht mehr richtig, und dann geht selbst bei Spitzenspielern nichts mehr. Man braucht nur zu sehen, wie absolute Asse plötzlich einknicken, obwohl sie am Gewinnen sind. Schuld ist ihr Bauch: Im Bruchteil einer Sekunde lässt seine Energie nach, und das obere Gehirn setzt aus. Genau das ist der Grund für den Griff in die Dopingkiste mit all seinen dramatischen Folgen.

Das zweite Gehirn der Sportler

Viele Sportler, selbst solche, die ganz oben stehen, vernachlässigen ihren Bauch. Sie könnten ihre Leistungen verbessern, ihre Karriere verlängern und Muskelprobleme, Konzentrationsschwächen und Leistungsabsacker vermeiden, wenn sie bei ihren Trainingseinheiten dem Bauch den Vorrang einräumen würden. Viele Dopingfälle ließen sich so vermeiden.

Zu den kapitalsten Ernährungsfehlern von Sportlern gehören:

▶ Gleiche Ernährung in Wettkampf- und Erholungsphasen; wenn sie dann nicht mehr aktiv sind, nehmen sie zu.

▶ Mangelernährung, die das Risiko von Muskelbeschwerden erhöht.

▶ Bei Jugendlichen zu viele einfache Kohlenhydrate (»schnelle« Zucker, Schokoriegel, Süßigkeiten etc.), zu viel fermentierter Käse, zu viel Frittiertes.

▶ Generell bei Sportlern: zu geringe Flüssigkeitszufuhr.

▶ In Phasen intensiver sportlicher Aktivität empfehle ich vier bis fünf Mahlzeiten pro Tag mit komplexen Kohlenhydraten (langsam verstoffwechselte Zucker mit viel Energie: stärkehaltige Nahrungsmittel, Reis, Nudeln, Kartoffeln), Hülsenfrüchte, Obst und Gemüse – Letztere sind wegen ihrer antioxidativen Wirkung unverzichtbar (Vitamine B, E, C etc.).

▶ Zu wenig Proteine: Geflügel, Fisch, weißes Fleisch, Milchprodukte (bringen Kalzium).

▶ Zu wenig essenzielle Fettsäuren (Olivenöl, Sesamöl etc.)

Für welche Sportart soll ich mich entscheiden?

Die Antwort ist, meine ich, einfach: für die, die Sie am stärksten anzieht und die Ihnen am meisten Spaß macht.

Alle moderat, regelmäßig und nach einem durchdachten Schema betriebenen Ausdauersportarten wirken sich günstig auf die Bauchgesundheit aus, die schließlich unser wichtigstes Ziel ist. Der Bauch erhält durch die Bewegung eine natürliche Massage, die seine Funktionen aktiviert. Das erleichtert die Verbindung zum oberen Gehirn. Diese stellt sich auch durch die Entspannung ein, die ein maßvoll betriebener Sport bringt: Beide Gehirne profitieren also von ihm.

Suchen Sie sich für die Ausübung Ihrer neuen sportlichen Aktivität einen angenehmen Rahmen: Ich kann Ihnen nur wärmstens ans Herz legen, Ihrem Sport light an der frischen Luft nachzugehen, in einer attraktiven Umgebung, die all Ihre Sinne anspricht; vermeiden Sie überfüllte, laute, schadstoffbelastete Orte. Ich lege auf den Rahmen großen Wert, weil für das erste Gehirn, dessen Mitarbeit ja erwartet wird, von Anfang an ein angenehmer, mit Wohlbefinden assoziierter Kontext geschaffen werden muss. Selbst wenn Sie in der Stadt wohnen, müsste sich in nicht allzu großer Entfernung von Ihrer Wohnung ein baumbestandener, sicherer und nach Möglichkeit auch ruhiger Ort finden lassen.

Gerade als ich diese Empfehlungen zu Papier bringe, erhalte ich einen Bericht der Duke-Universität (South Carolina, USA). Dort wurde 2001 mit rund 30 Patienten unter 30 Jahren, die mit Antidepressiva behandelt wurden, eine Studie durchgeführt. Die Hälfte der Probanden wurde in ein leichtes Sportprogramm eingebunden: zwanzigminütige Gymnastikeinheiten und kurze, aber regelmäßige Ausflüge zu Fuß oder per Fahrrad.

Die Schlussfolgerungen, die die Mediziner von der Duke-Universität zogen, waren eindeutig: Die sportliche Aktivität hatte bei den Patienten die gleiche antidepressive Wirkung wie die Medikamente. Für mich ist das ein klarer Fall: Die zwei Gehirne, die vorher nicht synchron arbeiteten, waren wieder in Harmonie gekommen. Der Forschungsbericht erinnerte mich an einen Slogan aus meiner Jugend: »Sport ist gesund!«

Er ist tatsächlich das beste Medikament.

Zehn Gebote für Sport light

1. Fangen Sie mit kurzen Trainingseinheiten (10 oder 15 Minuten) an, wenn Sie noch nie Sport betrieben oder vor mehr als einem Jahr damit aufgehört haben. Hören Sie bei den ersten Anzeichen von Erschöpfung, Schmerzen oder Kurzatmigkeit auf.

2. Egal für welchen Sport Sie sich entscheiden: Beginnen Sie immer mit einer sanften »Entschlackung« durch die Gymnastik für die zwei Gehirne (siehe das folgende Kapitel), die den Leber-Galle-Trakt stimuliert. Sie vermeiden so das Seitenstechen, ein Alarmsignal Ihres neurovegetativen Systems, das nicht darauf vorbereitet ist, sich Ihrer Aktivität anzuschließen. Wenn Sie Seitenstechen bekommen: Forcieren Sie nichts, gehen bzw. machen Sie langsam weiter und atmen Sie dabei tief. Wenn das Seitenstechen anhält, sollten Sie für diesen Tag Ihre sportlichen Aktivitäten einstellen.

3. Nach zwei bis drei Wochen können Sie Ihre Trainingseinheit verlängern, und zwar jeweils so lange, wie es Ihnen gefällt. Sie werden schnell so weit sein, dass Sie die 45-Minuten-Marke locker hinter sich lassen. 45 Minuten sind für mich die Schallgrenze, die Sie unbedingt erreichen müssen, damit die Endorphine (die Glückshormone) frei wer-

den, die für die Harmonie (bzw. die Rückkehr zur Harmonie) der beiden Gehirne unerlässlich sind.

4. Überanstrengen Sie sich nicht. Sie wollen weder einen Wettkampf gewinnen noch Spitzenleistungen erbringen. Sie wollen sich nur wohl fühlen und Spaß haben.

5. Sie dürfen nie das Gefühl haben, dass Ihr Herz schneller schlägt oder Ihr Bauch Ihnen wehtut. Ihr Puls darf nicht über 150 Schläge pro Minute hinausgehen. Falls es doch so weit kommt: Halten Sie inne und beginnen Sie langsam von vorn. Und so nehmen Sie Ihren Puls: Drehen Sie die Handfläche der rechten Hand nach oben. Umfassen Sie mit der linken Hand das rechte Handgelenk. Drücken Sie langsam den linken Daumen in die Grube an der Handwurzel. Sie müssten dort eine Ader schlagen fühlen. Zählen Sie (mit Hilfe einer Stoppuhr) die Anzahl der Impulse auf 15 Sekunden. Multiplizieren Sie das Ergebnis mit 4, dann haben Sie die Anzahl der Schläge pro Minute. Im Ruhezustand müsste die Anzahl bei einem Mann bei 66 bis 75 Schlägen liegen, bei einer Frau bei 75 bis 83 Schlägen. Während des Trainings darf der Puls bei Männern und Frauen nie höher sein als maximal 150 Schläge, bzw., wenn Sie über 50 sind, 140 Schläge. Nach der Trainingseinheit wird der Puls langsamer und sollte sich seinem normalen Tempo annähern. Wenn Sie fünf Minuten nach dem Training noch einen Puls von über 120 haben, war die Anstrengung angesichts Ihrer körperlichen Verfassung zu lang und zu heftig. Reduzieren Sie die Dauer oder die Intensität Ihres Trainings.

6. Testen Sie dann Ihren Bauch: Legen Sie Ihre Hände auf den Bauch, zu beiden Seiten des Nabels. Atmen Sie locker ein

und finden Sie zum Rhythmus Ihrer Entspannungsatmung, ohne dass der Bauch auch nur im Geringsten wehtut. Wenn Sie nicht sieben bis acht Sekunden lang einatmen und acht bis zehn Sekunden lang ausatmen können, haben Sie sich zu sehr angestrengt. Gehen Sie langsam ein Stück, damit die Folgen der Überanstrengung abklingen.

7. Tun Sie dies auch, wenn Sie anfangen zu keuchen. Halten Sie sofort inne; gehen Sie und atmen Sie dabei ganz weich.

8. Tragen Sie beim Walken und Joggen Schuhe mit stoßdämpfender Sohle. Ziehen Sie sich nicht zu warm an. Nehmen Sie vor und nach dem Training ausreichend Flüssigkeit zu sich. Trinken Sie nicht zu hastig und weder etwas zu Warmes noch etwas zu Kaltes – es würde den Magen übersäuern und den Magenpförtner öffnen, was zu Schmerzen und plötzlicher Energielosigkeit führen kann.

   Atmen Sie auf zwei Schritte ein und auf drei Schritte aus. Halten Sie sich gerade, der Brustkorb ist frei, die Schultern sind locker und nicht hochgezogen. Schultern und Arme folgen entspannt dem Rhythmus des Walkens und Joggens. Sie können nach einer Mahlzeit walken, aber keinesfalls joggen: Ein Fußmarsch nach einer Mahlzeit verbessert die Verdauung, Laufen stoppt sie. Gehen Sie täglich, mindestens eine halbe Stunde.

9. Suchen Sie sich Ihr Fahrrad sehr sorgfältig aus. Achten Sie darauf, dass Sie wirklich gut auf ihm sitzen. Tragen Sie keinen Gürtel um den Bauch, damit er frei atmen kann. Treten Sie nicht mit leerem Bauch in die Pedale. Essen und trinken Sie bei langen Fahrten alle 25 Kilometer. Schüt-

zen Sie Ihren Bauch vor kalter Zugluft. Denken Sie an eine Windjacke.

10. Schwimmen ist sicher die wirksamste Sportart, wenn es darum geht, die beiden Gehirne in Harmonie zu bringen. Schwimmen Sie ohne ruckartige Bewegungen in vorzugsweise warmem Wasser, oder noch besser in Salzwasser, und zwar zwei Mal wöchentlich 20 bis 30 Minuten.

Diese zehn Gebote für einen als angenehm empfundenen Ausdauersport dürften Sie davon überzeugt haben, welche Bedeutung ich dem Sport light für die Bauchgesundheit beimesse.

Ich habe (in Punkt 3) die Notwendigkeit angesprochen, mindestens 45 Minuten zu trainieren. Erst nach dieser Zeit wird nämlich das erreicht, was Sportler als »Runner's High« bezeichnen – den besonderen Augenblick, in dem die Endorphine in großer Menge ausgeschüttet werden und einen Glückszustand auslösen, in dem alle Organe, Drüsen und Systeme des Körpers ihre maximale Leistungsfähigkeit erreichen.

Ich glaube, dass die ersten 20 Minuten für die Nerven und Muskeln so etwas wie die Aufwärmphase sind; das erste Gehirn entspannt sich.

In den folgenden 20 Minuten werden alle Organe, Drüsen und Systeme stimuliert, was eine bessere Durchblutung und einen Energiezuwachs bewirkt. Diese Energie öffnet die Tür zum »Runner's High«.

Wenn Sie nicht bis zu diesem Punkt kommen, ist der Nutzen für den Bauch und das Gehirn im Schädel unvollständig. Erst nach 45 Minuten wird der Stoffwechsel wirklich gestärkt und die Harmonie der beiden Gehirne hergestellt.

Gymnastik für die zwei Gehirne

Als ich vor ein paar Jahren meine »mentale Gymnastik« entwickelte, wusste ich noch nicht, wie eng der Austausch zwischen dem Bauch, unserem zweiten Gehirn, und dem Gehirn
im Schädel tatsächlich ist. Meine »mentale Gymnastik« findet
nur in der Vorstellung statt und besteht aus einer Reihe von
Bewegungen, deren Basis isometrische Kontraktionen (das
Zusammenziehen von Muskeln ohne äußere Bewegung) und
Veränderungen der Körperhaltung unter direkter und permanenter Kontrolle des Gehirns sind.

Die Vorstellungen entstehen im ersten Gehirn, aber die
Kraft zu ihrer Umsetzung beziehen sie aus dem Bauch. Als die
medizinische Forschung den Bauch vor kurzem in den Rang
eines zweiten Gehirns erhob und nachgewiesen wurde, dass
die beiden über den Vagusnerv und Neurotransmitter in einer
Wechselbeziehung stehen, löste das in mir vor allem zwei Reaktionen aus:

Erstens freute ich mich, dass ich die positiven Ergebnisse,
die ich mit meiner mentalen Gymnastik bei meinen Patienten
erzielte, jetzt besser verstand.

Zweitens regte es mich dazu an, bei der Anwendung dieser
neuen Erkenntnisse noch einen Schritt weiterzugehen, zum
Wohl meiner Patienten. Ich wollte den Bauch und seine Energie noch wirksamer in meine mentale Gymnastik integrie-
ren – die ich von nun an »Gymnastik für die zwei Gehirne«
nannte. Anders als alle sonstigen westlichen Gymnastikfor-
men (die östlichen nehme ich aus) führt sie ein mentales Ele-

ment in die Bewegungsabläufe ein. Alle, denen die klassische Gymnastik ein Gräuel ist, werden sie begeistert übernehmen, denn sie macht Spaß und gibt der Langeweile keine Chance.

Bewegungen in der Vorstellung

Mein Grundgedanke war zunächst, eine Bewegungssequenz zu entwickeln, die auf den natürlichen, alltäglichen und vergessenen Abläufen des Landlebens beruht: Holz hacken, Wasser aus einem Brunnen hochholen, Seile ziehen, Zaunpflöcke einschlagen, schwere Lasten vorwärtsschieben, ziehen, wegrücken oder hochheben. Früher trugen diese körperlichen Aktivitäten dazu bei, Stress, Aggressivität und Angst abzubauen und das zentrale Nervensystem zu regulieren. Sie bewirkten eine gesunde Müdigkeit, die seelisches Wohlbefinden nach sich zog.

Weil es nicht darum gehen kann, wieder so zu leben wie unsere Vorfahren (auch wenn die Rückkehr zur Natur im Trend liegt), habe ich meine Übungen in der Vorstellung angesiedelt – Sie stellen sich lediglich vor, wie Sie diese Handlungen ausführen. Das können Sie überall tun: im Büro, im Bus, im Auto, im Zug oder im Flugzeug. Einzige Bedingung: Achten Sie darauf, dass Sie kein Hohlkreuz machen, sondern eher einen runden Rücken, und knicken Sie in den Knien leicht ein, etwa so wie ein Neandertaler. Und weil auch in den Bauch hineingeatmet wird, sollte dieser nicht eingeschnürt sein, sondern sich frei und ungehindert aufblähen und einziehen lassen.

Im Lauf der Jahre hat meine mentale Gymnastik viele Rücken- oder Bauchschmerzen zum Verschwinden gebracht,

Schlaflosigkeit beseitigt, die sexuelle Lust aktiviert, meine Patienten zahllose überflüssige Kilos verlieren lassen, ihre Figur verschlankt und im ersten Gehirn Angst ab- und Selbstvertrauen aufgebaut.

Dann kam mir die wissenschaftliche Erklärung für die Rolle des Bauchs als zweites Gehirn auf den Tisch, und also integrierte ich ihn in alle Bewegungsabläufe. Ich forderte meine Patienten auf, sich im Rhythmus von Ein- und Ausatmung vorzustellen, wie sie ein Gewicht mit dem Bauch wegschieben und beim Ausatmen wieder an sich heranziehen. Diese zweigleisige Vorgehensweise begünstigt die Koordination der beiden Gehirne und hat die Ergebnisse meiner Methode in allen Bereichen verbessert, den körperlichen genauso wie den seelischen. Zu den Vorteilen meiner »mentalen Gymnastik« kam eine ganze Reihe spektakulärer positiver Ergebnisse:

▶ Neurovegetative Störungen (Schmerzen, saures Aufstoßen, Aufgeblähtheit, Krämpfe) verschwinden genauso wie alle Verstopfungsprobleme.

▶ Zellulite an Bauch, Hüfte, Taille und Oberschenkeln wird beseitigt.

▶ Verlust überflüssiger Kilos; nicht nur der Taillenbereich wird schlanker und straffer, sondern der Körper insgesamt.

▶ Der Bauch wird flach, weil der »gerade Bauchmuskel« trainiert wird, der das Brustbein mit dem Schambein verbindet. Über den geraden Bauchmuskel werden alle Nervengeflechte des neurovegetativen Systems stimuliert.

▶ »Schlechtes« Cholesterin wird reduziert, der Blutdruck reguliert, das Herz-Kreislauf-, das Atemwegs- und das neurovegetative System gestärkt.

▶ Die Wirbelsäule wird flexibler, die Bandscheiben werden quasi »befreit«. Jeder Wirbel ist mit einem Körpersystem, einem Organ oder einer Drüse verbunden; wenn die entsprechenden Wirbel blockiert sind, kann der Bauch nicht mehr richtig funktionieren.

▶ Typ-2-Diabetes wird vorgebeugt. Vor kurzem wurde (im New England Journal of Medicine) aufgezeigt, dass ein halbstündiger Fußmarsch pro Tag effizienter ist als die Einnahme eines Medikaments. Eine andere Studie, die bei schwangeren amerikanischen Indianerinnen durchgeführt wurde, ergab, dass eine einzige Armbeugung, die am Tag insgesamt eine Stunde lang ausgeführt wird, genauso wirkungsvoll ist wie eine Insulinspritze.

▶ Das Hormon- und das Immunsystem werden gestärkt.

▶ Die Übungen sind eine gute seelische und körperliche Vorbereitung auf Sport aller Art.

▶ Angst- und Fieberzustände sowie depressive Verstimmungen bessern sich.

▶ Positive Auswirkungen auf Hypersensibilität, Schüchternheit, Nervosität und Selbstvertrauen.

▶ Psychotherapeutische Behandlungen werden unterstützt.

▶ Die beiden Gehirne kommen in Harmonie.

Bauch und Rücken

Der Bauch, dieses zweite Gehirn, ist direkt mit der Wirbelsäule verbunden. Seine Gesundheit hängt also auch von der guten Verfassung Ihres Rückens ab. Aus jedem Wirbel entspringt ein Nerv, der einem System, einem Organ oder einer Drüse im Bauchraum zugeordnet ist (dies ist eine der Grundlagen der Osteopathie). Eine Blockade in der Gelenkverbindung zwischen viertem und fünftem Wirbel etwa hat Leber- und Magenfehlfunktionen und eine schlechte Durchblutung zur Folge.

Ein vollkommen gesunder Bauch ist gar nicht vorstellbar, wenn Bandscheiben blockiert oder gequetscht sind. Wenn Sie unter einem dieser Probleme leiden, sollten Sie einen Rheumatologen, Osteopathen, Chiropraktiker, Physiotherapeuten, Akupunkteur oder Sportmediziner aufsuchen.

Ich möchte Ihnen nur ein Beispiel unter Hunderten geben. Richard, 35, litt unter Kreuzschmerzen. Er sah in mir den Osteopathen, der ihn in einer einzigen Sitzung mit ein paar Handgriffen von seinen Beschwerden befreien würde. Ich erklärte ihm, dass er in erster Linie seinen Bauch behandeln müsste, sein zweites Gehirn, wenn er etwas für seinen Rücken tun und die fast unvermeidlichen Rückfälle vermeiden wollte. Richard aß zu schnell, und weil er keinerlei Sport trieb, hatte er sich um die Taille herum einen Rettungsring zugelegt. Sein vorragender Bauch zog die Lendenwirbel mit nach vorne und hatte seine Körperstatik gestört. Ich ließ ihn zwei Mal täglich meine Gymnastik für die zwei Gehirne machen; nach ein paar Wochen hatte er zusammen mit seiner Bauchgesundheit eine gut sichtbare Taille wieder; sein Bauch war flach, und seine Zeiteinteilung erlaubte ihm, sich entspannt zum Essen hinzusetzen; Schmerzen und Schlafstörungen waren weg. Nach ein paar Wochen hatte er die Kreuzschmerzen vergessen.

Richten Sie vor der folgenden Übung immer Ihre Wirbelsäule auf.

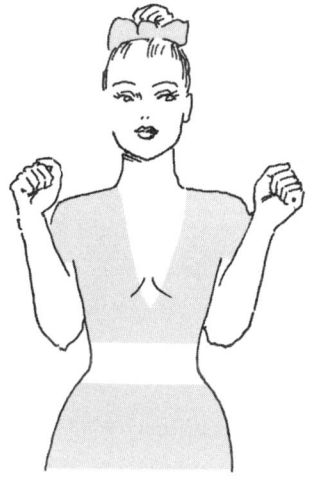

▶ Atmen Sie im Stehen oder im Sitzen sieben bis zehn Sekunden lang ein und weiten Sie dabei Ihren Brustkorb maximal. Die Ellenbogen liegen eng am Körper, die Hände sind zu Fäusten geballt.

▶ Während Sie sieben bis zehn Sekunden ausatmen, machen Sie einen Rundrücken, lassen den Kopf hängen, sodass der Nacken frei schwingt, und drücken die Hände gegen den Bauch, um ihn maximal Richtung Wirbelsäule zu schieben.

Die Gymnastik für die zwei Gehirne in der Praxis

Sie können die Übungen im Stehen, im Sitzen oder im Liegen ausführen. Machen Sie sie zwei Mal täglich, morgens nach dem Duschen bzw. vor dem Frühstück und abends vor dem Abendessen. Und im Übrigen – sie tun jedes Mal gut, wenn Sie das Bedürfnis verspüren, Stress abzubauen, sich zu entspannen, zu Ihrer Mitte zurückzufinden.

Legen Sie Ihre Kostüm- oder Anzugjacke ab und befreien Sie den Bauch von allem, was ihn einengen könnte. Klinken Sie sich aus der Außenwelt aus. Stellen Sie sich jede Bewegung zunächst mit dem ersten Gehirn vor, überlegen Sie, wie intensiv sie sein soll; die Bewegung kommt dann aus dem Bauch, wird von ihm gesteuert und schließlich langsam, konzentriert und fließend – und synchron mit der Bauchatmung – ausgeführt.

Die Gymnastik für die zwei Gehirne, die ich hier beschreibe, verlangt zu Anfang ein bisschen Selbstbeherrschung. Ich empfehle, in den ersten Sitzungen die Vorstellungskraft nicht überzustrapazieren und sie allmählich aufzubauen. Ein so sportlicher Mann wie Gérard Depardieu, der die Übung mit uns vor den Kameras des Fernsehsenders Canal+ ausführte, meinte, er habe ihre positive Wirkung sofort gespürt. Der Tennisspieler Jérôme Golmard hat sich von seinen Rücken- und Konzentrationsproblemen dadurch kuriert, dass er diese Gymnastik mehrere Wochen lang praktizierte, bevor er sich endgültig für sie entschied – was, so hoffe ich, seiner Sportlerkarriere einen weiteren Kick geben wird (in Australien hat er Spieler geschlagen, die zu den zehn Weltbesten zählen).

Übung 1: Der ganze Körper

▶ Sie stehen, die Beine sind gegrätscht, die Knie gebeugt, Stellen Sie sich vor, dass Ihre Füße in den Boden wachsen.

▶ Spannen Sie die Gesäßmuskulatur an und kippen Sie Becken und Schambein nach vorne (machen Sie also das Gegenteil von einem Hohlkreuz).

▸ Strecken Sie mit diesem leichten Rundrücken die Arme nach vorne aus. Die Schultern bleiben locker.

▸ Ballen Sie die Fäuste und stellen Sie sich vor, dass Sie eine mehr oder weniger schwere Last zu sich heranziehen (wie schwer, bleibt Ihrem Gehirn überlassen).

Atmen Sie gleichzeitig sieben bis zehn Sekunden weich durch die Nase ein und blähen Sie dabei den Bauch auf, als würde er eine Last zurückschieben.

▸ Wenn Ihre Fäuste die Taille erreichen (nach sieben bis zehn Sekunden), halten Sie ein bis zwei Sekunden inne. Die Ellenbogen liegen dabei eng am Körper an.

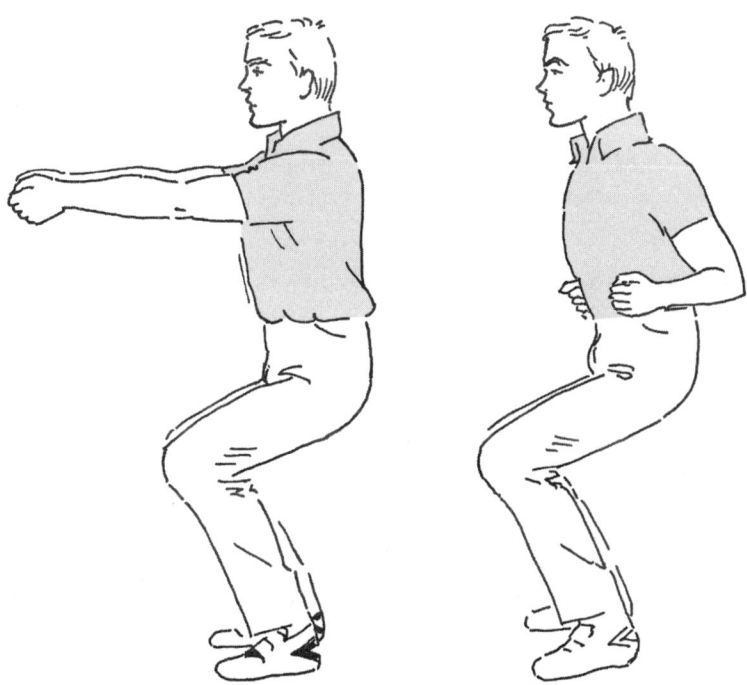

► Öffnen Sie die Fäuste, sodass die Handflächen nach vorne weisen, und schieben Sie die vorgestellte Last nach vorne, während Sie sieben bis zehn Sekunden ausatmen. Machen Sie gleichzeitig den Rücken noch runder, lassen Sie den Kopf zwischen die Arme sinken und schicken Sie die ganze Luft aus Ihrem Bauch heraus, sodass er maximal eingezogen ist und der Bauchnabel Richtung Wirbelsäule strebt.

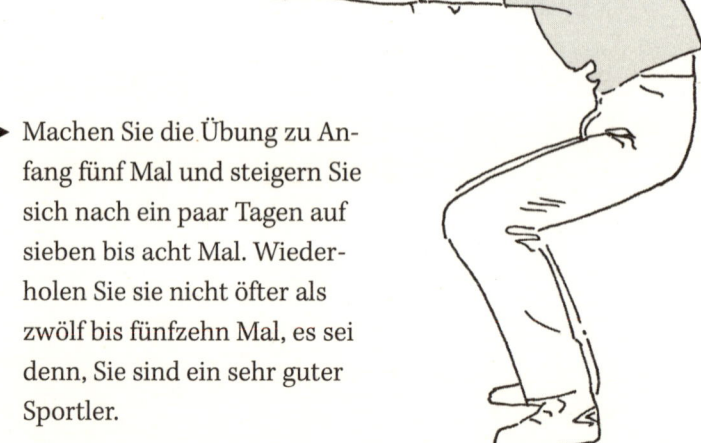

► Machen Sie die Übung zu Anfang fünf Mal und steigern Sie sich nach ein paar Tagen auf sieben bis acht Mal. Wiederholen Sie sie nicht öfter als zwölf bis fünfzehn Mal, es sei denn, Sie sind ein sehr guter Sportler.

Übung 2: Bauch und Rücken

► Gehen Sie auf einem dicken Teppich in den Vierfüßerstand. Die Knie sind leicht gegrätscht, die Arme gestreckt, die Handflächen wachsen in den Boden.
► Während Sie sieben bis zehn Sekunden einatmen, stellen Sie sich vor, dass Sie mit Ihrem Bauch eine imaginäre Last Richtung Boden drücken, als wollten Sie sie in ihm versenken.

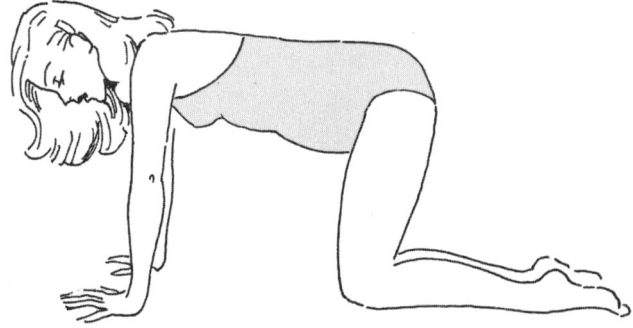

▶ Während Sie sieben bis zehn Sekunden ausatmen, sehen Sie vor Ihrem geistigen Auge, wie Ihr Bauch die Last zu sich heranzieht und der Bauchnabel Richtung Wirbelsäule wandert. Machen Sie den Rücken so rund wie möglich, als wollten Sie eine Last hochstemmen. Lassen Sie den Kopf locker zwischen den gestreckten Armen hängen.

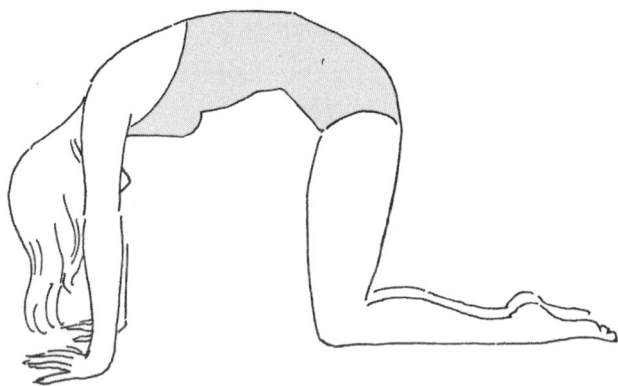

▶ Machen Sie die Übung fünf Mal hintereinander. Achten Sie darauf, dass die Bewegungen fließend ineinander übergehen. Wiederholen Sie diese Fünfer-Serie zwei bis drei Mal.

Übung 3: Gerader Bauchmuskel

▸ Legen Sie sich auf einem dicken Teppich auf den Rücken und ziehen Sie die Beine an.

▸ Während Sie sieben bis zehn Sekunden einatmen, blähen Sie den Bauch auf und stellen sich vor, dass Sie mit ihm eine Last nach oben stemmen.

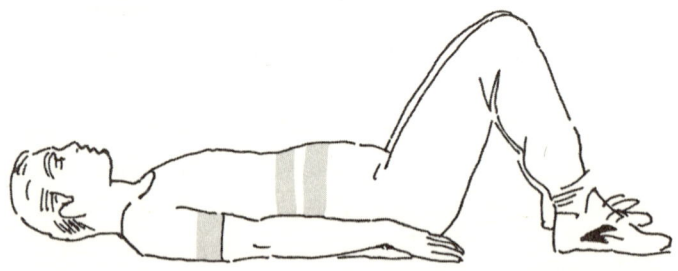

▸ Während Sie insgesamt sieben bis zehn Sekunden ausatmen, heben Sie den Oberkörper an und strecken die Arme zu den Knien. Bewegen Sie sich während der restlichen Ausatmung nicht mehr und stellen Sie sich vor, dass die Last schwer auf Ihrem Bauch liegt.

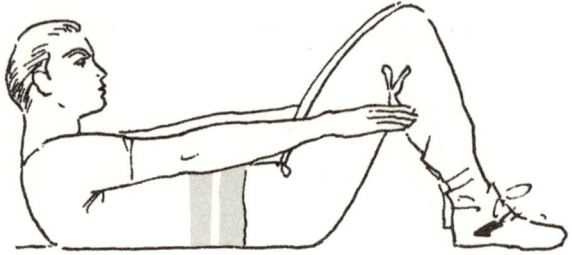

▸ Machen Sie die Übung zu Anfang fünf Mal. Wiederholen Sie dann diese Fünfer-Serie zwei bis drei Mal.

Übung 4: Bauch und Taille

▶ Legen Sie sich auf einem dicken Teppich auf den Rücken, ziehen Sie die Beine an und legen Sie den Knöchel des einen Beines auf das Knie des anderen. Verschränken Sie die Hände unter dem Nacken und legen Sie die Ellenbogen flach auf den Boden.

▶ Atmen Sie sieben bis zehn Sekunden ein, blähen Sie den Bauch auf und stellen Sie sich dabei vor, dass Sie eine Last nach oben drücken.

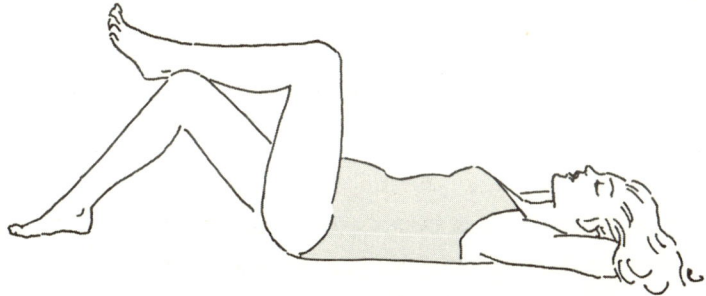

▶ Während Sie insgesamt sieben bis zehn Sekunden ausatmen, heben Sie den Oberkörper an und nähern den Ellenbogen der einen Seite dem Knie der anderen Körperseite,

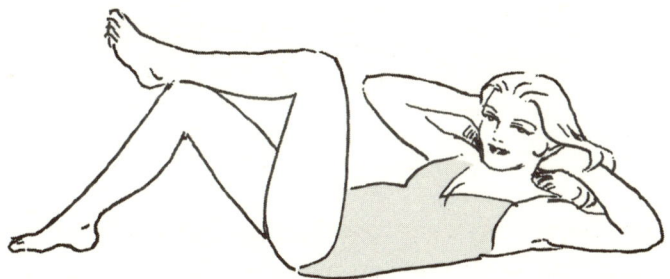

wobei die Arme weiterhin gespreizt bleiben. Stellen Sie sich dabei vor, dass die Last schwer auf Ihrem Bauch liegt.

▶ Bewegen Sie sich dann während der restlichen Ausatmung nicht mehr.

▶ Machen Sie die Übung zu Anfang fünf Mal. Wechseln Sie dann zur anderen Körperseite. Wiederholen Sie diese Fünfer-Serie zwei bis drei Mal.

Hinweis: Wenn es Ihnen bei den Übungen 3 und 4 schwerfällt, sich die Ihrem ersten Gehirn entsprungenen Lasten vorzustellen, können Sie zum Beispiel ein oder zwei dicke Bücher auf Ihren Bauch legen.

Übung 5

▶ Sie stehen, die Beine sind gegrätscht. Stellen Sie sich vor, dass Ihre Füße in den Boden wachsen.

▶ Die Arme hängen seitlich neben dem Körper.

▶ Atmen Sie sieben bis zehn Sekunden weich durch die Nase ein. Ballen Sie dabei die Hände zu Fäusten und blähen Sie den Bauch auf, als würde er eine Last wegschieben.

▶ Halten Sie ein bis zwei Sekunden inne.

▶ Während Sie sieben bis zehn Sekunden ausatmen, öffnen Sie die Fäuste und stellen sich vor, dass Sie eine Last Richtung Boden drücken.

▶ Machen Sie die Übung fünf Mal. Wiederholen Sie dann diese Fünfer-Serie zwei bis drei Mal.

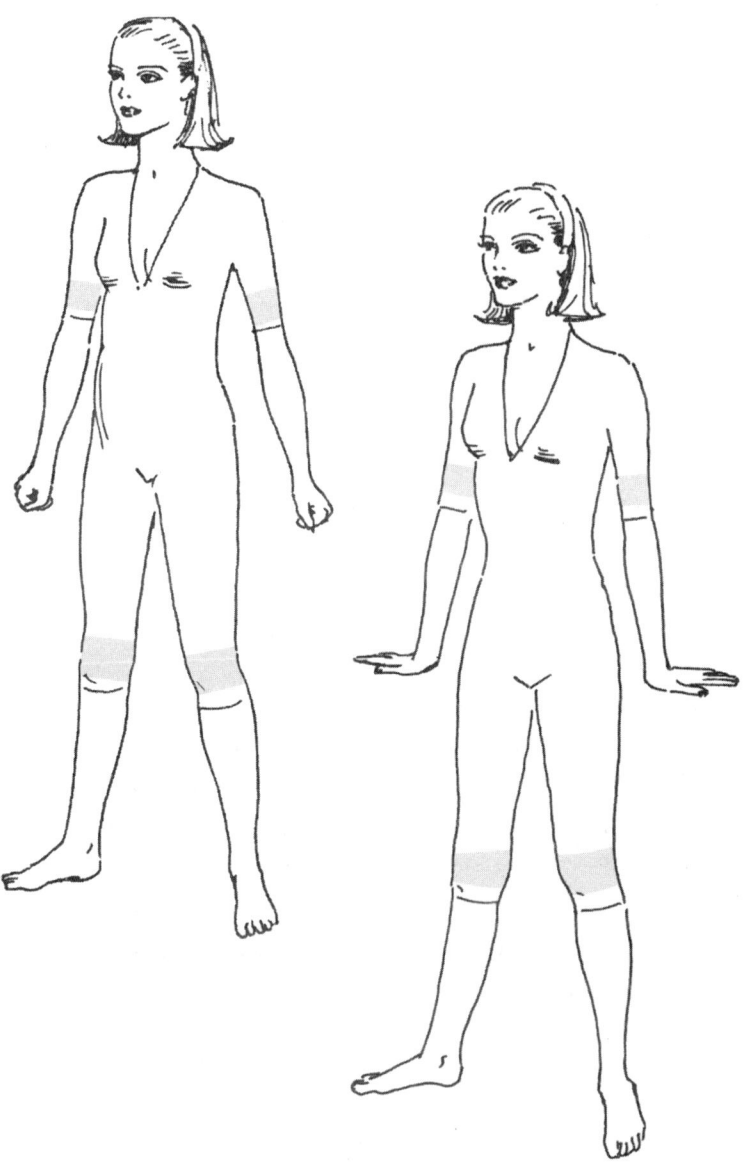

Die Selbstmassagen

Vielleicht halten Sie es für schwierig, aber eine Selbstmassage des Bauches ist eine ganz natürliche, instinktive Geste, die leicht auszuführen ist. Ich habe mehrere Studienreisen nach Asien unternommen und kann Ihnen sagen, dass Familienmitglieder und Freunde sich dort ganz ohne Komplexe massieren.

Bei uns haben Scham und religiöse Erziehung Wälle von Schuldgefühlen gegen eine solche Aktivität aufgebaut. Sie gilt als unnötig. Ist es nicht merkwürdig, dass Nacktbaden und erotisch aufreizendes Tanzen in der Öffentlichkeit akzeptiert werden, wir den Kontakt mit der Haut aber scheuen? Es ist, als würden wir uns unseres Bauches schämen (oder Angst vor ihm haben).

Ich sehe allerdings auch, dass eine Veränderung im Gang ist, die ganz sicher der Mode zuzuschreiben ist. Der Bauch, auch der runde, hat Eingang in die Werbung gefunden. Es ist, als käme der Bauch endlich aus dem Fegefeuer heraus, und darüber bin ich sehr froh. Seltsam, dass die Rückkehr des Bauches ins gesellschaftliche Bewusstsein mit seiner Anerkennung als zweites Gehirn zusammenfällt ...

Durch das Massieren lernen Sie Ihren Bauch und sein verborgenes Leben kennen, und das erleichtert es Ihnen, ihn zu respektieren und zu lieben. In kürzester Zeit verschafft es Ihnen beträchtliches Wohlbefinden und bringt Ihre beiden Gehirne in Harmonie.

Die Bauchmassage spielt eine wichtige Rolle bei der Behandlung von neurovegetativen Störungen, Magenschmerzen,

Darmbeschwerden, Aufgetriebenheit, schmerzhafter Menstruation, Blähungen und Verstopfung.

Sie trägt dazu bei, funktionelle Störungen zu bessern und – warum nicht – zu heilen: Typ-2-Diabetes, Übergewicht, Herz-Kreislauf-Beschwerden, Schlaflosigkeit, Erschöpfung, Hautprobleme, sexuelle Störungen, Rheuma, Rückenschmerzen etc.

Die Selbstmassage erzeugt außerdem auf der Ebene des Kopfhirns sofortiges Wohlbefinden, und zwar mit Hilfe der Endorphine (der Glückshormone), die bei der Schmerzbekämpfung sehr viel wirksamer sind als alle Schmerzmittel aus der Apotheke.

Wenn Sie nach meiner Anleitung Ihren Bauch massieren, beeinflussen Sie über die aktivierten Gewebe und Schleimhäute direkt das Gehirn im Schädel.

Unter Ihren Fingern werden Sie das Leben in Ihrem Dünndarm spüren – dem Ort, an dem mit Hilfe winziger Blut- und Lymphgefäße die Nährstoffe sortiert und verteilt werden. Er hat acht- bis neunhundert Windungen und zehn Millionen zum Teil winzige Darmzotten. Wenn man sie nebeneinander ausbreiten würde, ergäbe sich die Fläche eines Tenniscourts!

Ihre Rolle ist ausgesprochen wichtig. Der via Vagus mit dem Kopfhirn verbundene Dünndarm spielt für die Harmonie der beiden Gehirne eine kapitale Rolle.

Wenn Sie Ihren Magen massieren, beeinflussen Sie Ihre Konzentrationsfähigkeit.

Eine Massage des Dickdarms sorgt dafür, dass Emotionen Sie nicht mehr überschwemmen.

Eine Massage des Milzbereichs bekämpft Erschöpfung und Depressivität.

Durch eine Massage von Leber und Gallenblase vertreiben Sie Angst.

Die 32-jährige Joëlle konsultierte mich wegen anhaltender Erschöpfung. Der Apotheker hatte ihr Vitamine, Spurenelemente etc. empfohlen. Aber ihr Energiemangel hielt an und beeinträchtigte ihre Leistung am Arbeitsplatz. Sie hatte etwa fünf Kilo Übergewicht, die sich an Bauch und Taille angesiedelt hatten. Der ganze Bauch war aufgebläht und verspannt, und als ich das Magen-, das Gallenblasen- und das Bauchspeicheldrüsen-Nervengeflecht durchknetete, fand ich ein sehr schmerzhaftes Bindegewebe vor.

Ich stellte fest, dass Joëlle sich zu zuckerreich ernährte und keinerlei Bewegung hatte. Ich verwies sie an einen Allgemeinarzt und bat um eine Blutuntersuchung, die einen Blutzuckerspiegel von 120 mg/dl ergab: Sie war im vordiabetischen Stadium, ohne es zu wissen.

Ich verordnete ihr Selbstmassagen des Bauchs, die sie morgens und abends ausführen sollte, vor allem über der Bauchspeicheldrüse. Mit meiner Methode (Atmung, Ernährung, körperliche Bewegung, Meditation etc.) ging ihr Blutzuckerspiegel innerhalb von zwei Monaten auf den normalen Wert von 80 mg/dl zurück – und sie verlor ihre überflüssigen Kilos.

Die Selbstmassage weckt im Kopfhirn Empfindungen und Erinnerungen aus der frühesten Kindheit. Sie wirkt auch vorbeugend gegen schwerere Erkrankungen.

Massieren Sie Ihr zweites Gehirn

Die Selbstmassage ist babyleicht: Ich mache sie seit meiner frühesten Kindheit. Sie brauchen kein professioneller Therapeut zu sein, keine besondere Gabe in Ihren Händen oder jahrelange Berufserfahrung zu haben, und Sie brauchen auch nicht an anderen Menschen Tausende von Massagehandgriffen vorgenommen zu haben, um mit bloßen Händen bei sich phänomenale Ergebnisse zu erzielen.

In meinem vorherigen Buch *Plus jamais mal au dos* hatte ich meinen Lesern empfohlen, sich selbst den Lendenwirbelbereich, den Nacken, die Schultern etc. zu massieren. Daraufhin erhielt ich Dutzende von Dankschreiben: In allen stand, eine Selbstmassage sei ganz einfach, die Ausführung würde keinerlei Schwierigkeiten bereiten und habe bemerkenswerte positive Auswirkungen auf Rückenschmerzen und das allgemeine Gleichgewicht gehabt.

Der Bauch ist noch einfacher selbst zu massieren und wegen seiner direkten Verbindung zum Kopfhirn für manuelle Therapiemaßnahmen noch empfänglicher.

Bei der Selbstmassage sind zwei große Kategorien zu unterscheiden: lindernde, beruhigende, entspannende Massagen einerseits, therapeutische andererseits.

1. Lindernde, beruhigende, entspannende Selbstmassagen

► *Streichmassage:* Diese Massage wird außerhalb der Verdauungsphasen im Sitzen oder Liegen mit angewinkelten Beinen ausgeführt. Die Hände gleiten im Uhrzeigersinn über den ganzen Bauch, ohne irgendeinen Druck auszuüben. At-

men Sie dabei weich und ohne Anstrengung. Diese Streichmassage wird ohne Körperöl oder Creme ausgeführt, damit
der Kontakt mit der Haut möglichst intensiv ist. Sie können
die Massage auch in der Badewanne oder unter der Dusche
ausführen. (Etwa eine Minute.)

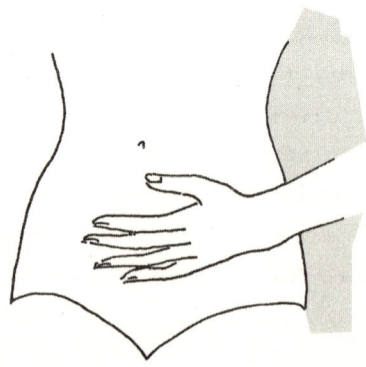

▶ *Druckmassage:* Legen Sie die Hände flach auf den Bauch. Atmen Sie ein, blähen Sie den Bauch auf und drücken Sie mit
den Händen dagegen, so als wollten Sie Ihren Bauch daran
hindern, sich auszudehnen. Wenn sich der Bauch beim Aus-

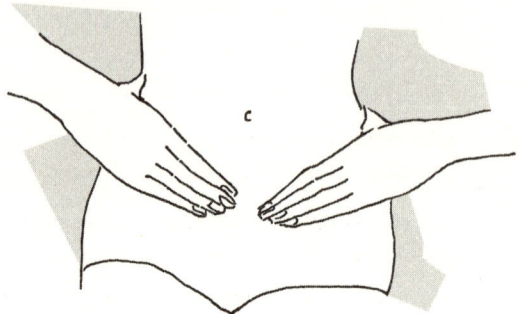

atmen einzieht, drücken Sie mit den Händen möglichst fest in das Gewebe hinein. Zur Verstärkung der Druckbewegungen führen Sie das Eindrücken und Loslassen in schneller Folge aus. Lassen Sie die Hände auf dem Bauch liegen und verbinden Sie die Druckbewegungen mit leichten Vibrationen. (Etwa zwei Minuten.)

► *Behutsames Kneten und Walken:* Greifen Sie sich im Rhythmus meiner Entspannungsatmung mit beiden Händen die Fettpolster an Ihrem Bauch und kneten und walken Sie die Haut und das Bindegewebe, als hätten Sie es mit einem Teig zu tun. Die Handflächen und Finger müssen in Kontakt mit der Haut bleiben; wichtig ist, dass Sie langsam arbeiten, in die Tiefe gehen und vor allem, dass Sie nicht reiben. (Etwa eine Minute.)

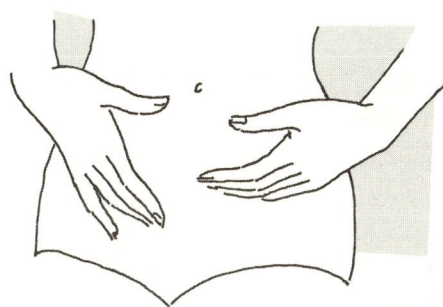

2. *Therapeutische Selbstmassagen*
Hier handelt es sich um kräftigere, gezieltere, präzisere Selbstmassagen. Sie arbeiten wieder synchron mit der tiefen Bauchatmung und konzentrieren sich auf die Bereiche der Nervengeflechte (spezielle Punkte auf den Meridianen, die ein Körper-

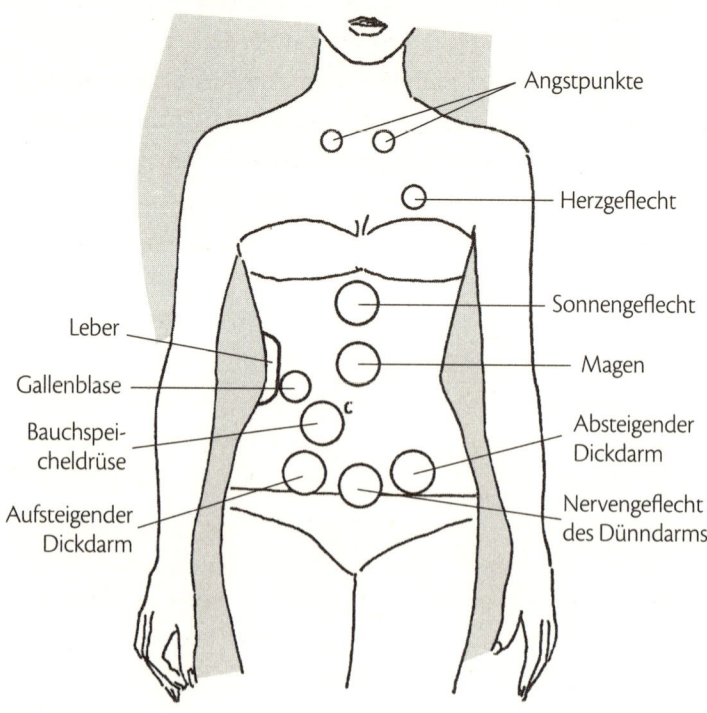

Angstpunkte

Herzgeflecht

Sonnengeflecht

Magen

Leber

Gallenblase

Bauchspei-
cheldrüse

Absteigender
Dickdarm

Aufsteigender
Dickdarm

Nervengeflecht
des Dünndarms

system, ein Organ oder eine Drüse steuern). Diese Massagen verlangen mehr Konzentration und Kraft.

Auch diese Massagen werden ohne Öl oder Creme ausgeführt – und bitte unbedingt mit kurz geschnittenen Nägeln, damit die äußerst empfindungsfähigen Fingerkuppen diese speziellen Punkte spüren.

► *Kräftiges Kneten:* Sie gehen genauso vor wie beim behutsamen Kneten (siehe oben), außer dass Sie jetzt fester in die Haut und das Bindegewebe hineinfassen und sie mehr in der Tiefe durchkneten. Das Bindegewebe wird so auf die beiden folgenden Therapiemanöver vorbereitet.

► *Rollen und Walken:* Beim Rollen nehmen Sie die Haut mit einer Hand (oder auch mit beiden Händen) zwischen Daumen und Finger und rollen sie zwischen den Fingern. Ziel ist der Abbau der Zellulite im Bindegewebe.

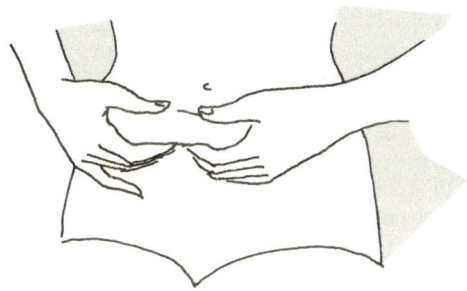

Mit dem Rollen lassen sich auch die speziellen Punkte aufspüren, die einem Körpersystem, einem Organ oder einer Drüse entsprechen.

Wenn diese Punkte schmerzhaft sind, weist das darauf hin, dass die entsprechenden Systeme, Organe oder Drüsen nicht richtig funktionieren. Diese speziellen Punkte werden besonders kräftig durchgeknetet, damit die Zellulite-Schlacken abgebaut und ausgeschieden werden.

Meine 35-jährige Erfahrung hat mir gezeigt, dass bei der Beseitigung von Zellulite keine Behandlung so wirkungsvoll ist wie Massagen, die man selbst oder eine andere Person auf diesen Nervengeflechten ausführt. Die Methode ist Tausende von Jahren alt und noch vor der Akupunktur entstanden.

Ich habe auf diese Weise meinen eigenen Bauch geheilt, und

zahlreiche Patienten haben es mit Selbstmassagen ebenfalls geschafft.

▶ *Kopfmassage:* Wenn Sie Ihren Kopf massieren, entspannen Sie – wegen der vielen Verbindungen zwischen den beiden Gehirnen – gleichzeitig auch Ihren Bauch.

Setzen Sie sich an einen Tisch, stützen Sie die Ellenbogen auf, legen Sie beide Hände seitlich am Kopf an und führen Sie mit den Fingern kräftige drückende, kreisende Bewegungen aus. Versuchen Sie gleichzeitig, die Kopfhaut anzuheben. Bearbeiten Sie die Stirn, den Außenrand Ihrer Augenbrauen, die Schläfen und den Nacken. (Zwei bis drei Minuten.)

Sie können diese Kopfmassage jederzeit durchführen, wenn Sie Angst, Stress, starke Emotionen, Erschöpfung etc. loswerden wollen. Die Massage hat einen günstigen Einfluss auf den Schlaf, weil sie die Nerven am Schädel und einen Teil des Vagusnervs stimuliert. Außerdem begünstigt sie die Harmonie der beiden Gehirne.

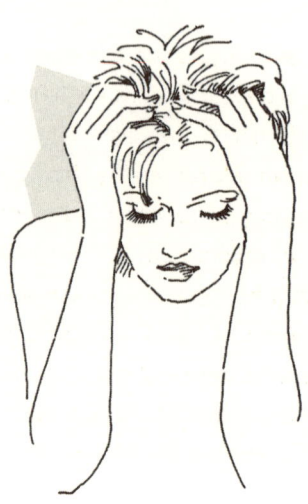

Die Bauchmeditation

Sie denken auch mit dem Bauch

Wir wissen heute, dass unser Bauch ein vollwertiges Gehirn ist, das permanent mit dem oberen Gehirn kommuniziert und nicht nur fast all unsere Immunzellen produziert, sondern auch eine große Zahl von Neurotransmittern und Molekülen. Dazu gehört zum Beispiel das Serotonin, der geheime Herrscher über unser seelisches Befinden. Hier entsteht übrigens gerade ein neues Fachgebiet: die Neurogastroenterologie.

Die jüngsten Arbeiten von Professor Gershon und Dr. Furnes beweisen ohne den Hauch eines Zweifels: Unser Bauch regiert unsere Emotionen mit und garantiert unsere Gesundheit, die vor allem vom Gleichgewicht unserer beiden Gehirne abhängig ist, welche über den Vagusnerv miteinander verbunden sind.

Von diesen Feststellungen zu der Behauptung, dass wir auch mit dem Bauch denken, ist es nur ein kleiner Schritt. Es fällt mir nicht schwer, ihn zu tun.

Die Neuronen unseres zweiten Gehirns haben ein Eigenleben. Man hat sie sogar gezählt: Es sind über hundert Millionen (genauso viele wie im Rückenmark), die mindestens 20 Neurotransmitter produzieren – die mit denen des Kopfhirns identisch sind und autonom agieren. Ein INSERM-Team um Professor Galmiche beschäftigt sich intensiv mit der neuronalen Aktivität des Bauches. Große Pharmafirmen erforschen dieses Gebiet auf der Suche nach neuen Medikamenten. Ich glaube, dass man schon bald in der Lage sein wird, die Aktivität der Nervenzellen im Bauch aufzuzeichnen und bildlich darzustellen – so ähnlich wie heute ein EEG die Hirnströme misst. Und auch bei der Behandlung zahlreicher Krankheiten, etwa Alzheimer, wird man um den Bauch nicht mehr herumkommen.

In Erwartung dieser Entdeckungen und ihrer praktischen Anwendungen schlage ich Ihnen eine Bauchmeditation vor, die die positiven Folgen meiner übrigen Maßnahmen verlängert und verstärkt. Die Meditation lässt Sie Ihren Bauch »spüren«, sodass Ihnen seine Regungen und Schwingungen bewusst werden. Sie werden die kontinuierlichen Arbeitsprozesse bemerken, die im gesamten Darm und an der inneren Darmschleimhaut ablaufen – sie kleidet den sieben Meter langen Verdauungskanal aus und ist mit kleinen und kleinsten Darmzotten besetzt, die für jede Massage des Kopfhirns extrem empfänglich sind.

Im Fernen Osten ist die Bauchmeditation übrigens gang und gäbe, und die Yogis erreichen durch die Konzentration ihrer Gedanken auf den Bauch absolute Kontrolle über ihr Verhalten. Einige können mit Hilfe der Bauchatmung ihren Blutdruck nach Belieben verändern, ihre Körpertemperatur erhöhen oder senken, die Verdauungsprozesse verlangsamen oder beschleunigen und ihren Darm entleeren. Bei einer kürzlichen Indienreise habe ich Phänomene beobachtet und analysiert, die mich schon lange faszinieren. Ein gesunder Bauch gilt dort als wichtigste Voraussetzung für geistige Gelassenheit und jenen Meditationszustand, der die Tür zur höchsten Glückseligkeit öffnet: Rein intuitiv wissen die Yogis seit jeher um die enge Verbindung zwischen den beiden Gehirnen und die Rolle der Neurotransmitter. Für sie und viele ihrer Landsleute ist der Bauch das Zentrum des Lebens. Ich bin ebenfalls dieser Meinung: Man weiß heute, dass glückliche oder unglückliche Kindheitserinnerungen, Emotionen, Schönes und Enttäuschendes und auch die oft sehr starken Erschütterungen der ersten Lebensjahre im Unbewussten unseres Bauches genauso aufgezeichnet sind wie im Unbewussten unseres Gehirns im Schädel. Neuere Arbeiten aus Kanada haben diese Vorstellung erhellt: Es wurde gezeigt, dass nicht nur unser Kopf, sondern auch unser Bauch unsere emotionale Geschichte speichert. Dieses Forschungsgebiet ist noch fast gänzlich Neuland, aber seine zahlreichen Möglichkeiten zeichnen sich bereits ab, vor allem bei der Heilung psychischer Störungen.

Auf dem Weg zu einer Psychoanalyse des Bauches

Wie die kanadischen Forscher sehe ich für die Zukunft eine Psychotherapie voraus, die vom Bauch ausgeht. Ich bin sicher, dass die Bauchmeditation in Verbindung mit der Bauchatmung und den Selbstmassagen wirksam heilen kann. Dafür bin ich selbst das beste Beispiel: Mit Hilfe meines Bauchs, den ich regelmäßig massierte, dem ich zuhörte und dessen Leben ich unter meinen Fingern spürte, habe ich die stark traumatisierenden Beschwernisse meiner Kindheit in den Griff bekommen und beseitigt, was so bedeutende Psychoanalytiker wie Françoise Dolto ziemlich gewundert hat. Ich hatte mich ihr anvertraut, aber sie interessierte sich nur für das Gehirn in meinem Kopf; von meinen Bauchschmerzen wollte sie nichts hören. Die gleiche Ablehnung erlebte ich bei Dr. Roland Cahen, dem Schüler, Assistenten und Übersetzer C. G. Jungs; er war bereit, meine Psyche zu behandeln, aber für die Schreie meines zweiten Gehirns blieb er hartnäckig taub. Ein paar Jahre später legte er sich bei mir auf den Massagetisch und wollte, dass ich seinen Bauch behandelte; da war er endlich soweit, ihn als sein zweites Gehirn zu akzeptieren.

Die Rückkehr zum Gleichgewicht, für die ich einige Jahre brauchte, führte über meine beiden Gehirne! Boris Cyrulnik hat mir das mit seinen Büchern über die Widerstandskraft der Psyche – die Fähigkeit, nach einem schweren Trauma seelisch wieder auf die Füße zu kommen – bestätigt. Heute habe ich durch die Heilung meines Bauches nicht nur meine Seele geheilt; ich kann auch durch ihn meditieren und denken. Das Gleiche möchte ich Sie lehren – Ihre Gesundheit, Ihr Gleichgewicht und Ihr Glücksempfinden werden davon profitieren.

An dieser Stelle gehen meine Gedanken zu Romain, einem 27-jährigen Patienten, der wie ein Ertrinkender auf meinem Massagetisch strandete. Er war hypersensibel, schüchtern, litt unter Bauchschmerzen und hatte sexuelle Probleme. Es dauerte nicht lange, bis ich auf eine schwere Konfliktsituation stieß, die aus seiner Kindheit stammte: sehr autoritären Eltern, mit deren Scheidung er schlecht zurechtkam, sexuelle Misserfolge seit der Pubertät, Depressivität etc. Bei den ersten Bauchbehandlungen spürte ich die schmerzhaften Punkte auf, die seinen verknoteten Nervengeflechten entsprachen, und knetete sie kräftig. Romain schilderte die Details seines Lebens, als würde er in die Vergangenheit hinabsteigen. Ich hatte sogar den Eindruck, dass er Situationen und traumatische Erlebnisse entdeckte, die er vergessen hatte oder die in dicken Nebel getaucht waren: so etwa der Anblick seiner geschiedenen Mutter mit einem Liebhaber oder sein erstes sexuelles Versagen mit 17. In Verbindung mit der Entspannungsatmung und der Bauchmeditation, der er zwei Mal täglich durchführte, beförderten meine Bauchbehandlungen seine extreme Sensibilität recht schnell auf ein zuträglicheres Niveau und gaben ihm die Herrschaft über seinen Körper und nach ein paar Monaten auch seine Manneskraft: Seine beiden Gehirne hatten sich versöhnt und ließen ihn endlich ein glückliches Leben erahnen.

Die Bauchmeditation in der Praxis

► Legen Sie die Handflächen auf den Bauch, direkt auf die Haut. Gehen Sie mit Ihren Gedanken zu Ihrem Bauch. Während Sie ganz tief und weich einatmen, spüren Sie unter Ihren Händen den Weg der inneren Ströme als mehr oder weniger beständiges Kollern oder Rucken.

► Schließen Sie die Augen. Koppeln Sie sich von Ihrer Umgebung ab. Sie sind in einer Luftblase. Unterbrechen Sie den Kontakt zur Außenwelt; sogar der Riechsinn lässt sich eine Zeit lang abstellen. Nur der Tastsinn und die innere Arbeit bleiben aktiv.

Um diesen Zustand zu erreichen, können Sie meine Entspannungsatmung zu Hilfe nehmen, die Sie zwei oder drei Minuten ausführen; das hilft Ihnen, sich von den Nachwehen von Stress, Ungeduld, Angst oder Erwartungen zu befreien, die jeder mit sich herumträgt.

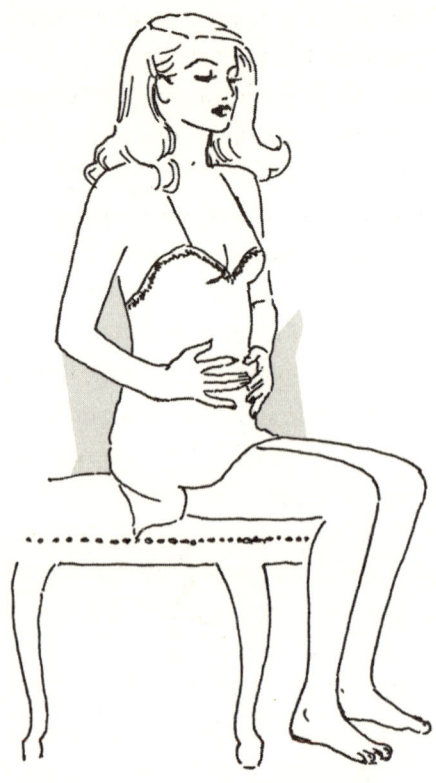

Nach zwei oder drei Minuten – anfangs dauert es vielleicht auch etwas länger – erreichen Sie einen Zustand, in dem Sie extrem aufnahmefähig sind. Das ist das erste Stadium der Bauchmeditation.

▶ Stellen Sie sich vor, Ihr Bauch wäre ein Fluss mit vielen Windungen. Verschiedene Hürden – Staudämme, Wasserfälle, Engpässe etc. – unterbrechen sein ruhiges Dahinfließen.

▶ Konzentrieren Sie Ihre Gedanken auf diese Hindernisse, die auf Ihrer Bauchoberfläche mehr oder weniger harten oder schmerzhaften Punkten entsprechen.

▶ Lassen Sie Ihre Hände langsam vom Sonnengeflecht (unterhalb des Brustbeins) zum Unterbauch wandern; lassen Sie keine Stelle aus.

▶ Diese Meditation wird sofort ein Empfinden von Wärme auslösen und im Kopfhirn ein wohliges, beruhigendes, befreiendes Gefühl erzeugen. Der Verstand kann so die Dinge von einer anderen Warte aus sehen.

Die Meditation kann auch die Tür zum Unbewussten öffnen und Erinnerungen, Emotionen, schockierende oder erfreuliche Erfahrungen ins Kopfhirn holen, die seit frühester Kindheit im Bauch gespeichert waren.

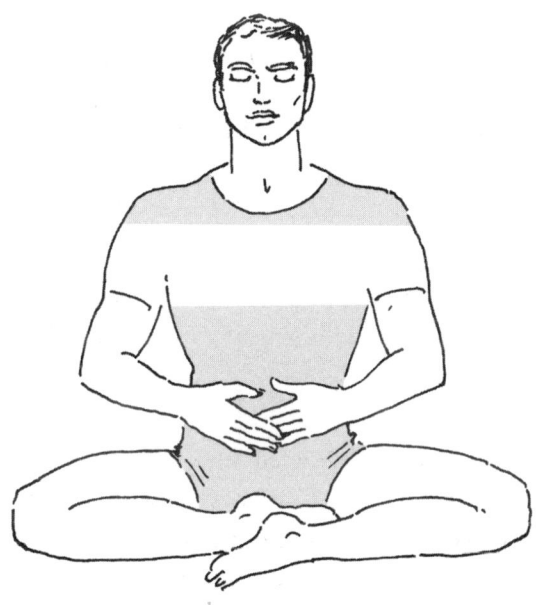

▶ Suchen Sie sich einen ruhigen Ort, der sich für die Konzentration eignet und an dem Sie ungestört sind. Setzen Sie sich in bequemer Haltung auf einen Stuhl oder im Schneidersitz auf den Boden.

Ich habe bereits erwähnt, dass ich in diesem Aufsteigen von Erinnerungen, die vom Bauchhirn ins Kopfhirn geschwemmt werden, die Ansätze zu einer Psychotherapie vermutete. Heute kann ich sagen, dass die Bauchmeditation bei Psychoanalyse- oder Psychotherapie-Patienten die Arbeit des Therapeuten erleichtert und den Heilungsprozess günstig beeinflusst hat.

▶ Führen Sie diese Übung mindestens ein bis zwei Mal täglich – wenn Sie wollen auch öfter – für jeweils zehn Minuten aus. Sicher dauert es ein paar Wochen, bis Sie das erste Stadium hinter sich gelassen haben und wirklich spüren, wie lebendig Ihr Bauch unter Ihren Händen ist. Dann haben Sie tatsächlich jene Stufe der Bauchmeditation erreicht, in der Ihre beiden Gehirne in Harmonie sind.

3. Beschwerden von A bis Z

Mit diesem neuen Blick, mit dem Sie, wie ich hoffe, jetzt Ihren Bauch betrachten, erscheinen Gesundheit, Gleichgewicht und Wohlbefinden in einem ganz anderen Licht. Mit der andersartigen Atmung, einem gesünderen und regelmäßigen Essverhalten, meiner Gymnastik für die zwei Gehirne, einem als angenehm empfundenen Sport, den Selbstmassagen und der Bauchmeditation haben Sie die Schlüssel zu einer neuen, gesunden Lebensweise in der Hand, die ich in den vergangenen 35 Jahren ständig weiterentwickelt habe.

Diese Übersicht über Beschwerden, die mit der Bauchgesundheit zusammenhängen, soll Ihnen den Zugang zu ihr erleichtern.

Erster Pluspunkt

Meine Methode hilft Ihnen, sich von funktionellen Störungen zu befreien, die einem oft das Leben ganz schön vermiesen können. Eine funktionelle Störung liegt für mich dann vor, wenn die normale, natürliche Tätigkeit eines Körpersystems (Atmung, Kreislauf, Nerven, Lymphe) oder eines Organs, einer Drüse, eines Muskels oder Gelenks qualitative Mängel aufweist und/oder quantitativ nicht ausreicht. Beispiele: Verdauungsbeschwerden, Blähbauch, Rückenschmerzen, schwere

Beine, Schlaflosigkeit, anomale Gewichtszunahme, sexuelle Störungen, depressive Verstimmungen etc. Die funktionelle Störung tritt auf, ohne dass ein Organ geschädigt ist. Sie kann verschwinden und heilen.

Zweiter Pluspunkt

Wenn ein Organ bereits geschädigt oder krank ist – Herz- oder Nierenleiden, Infektionskrankheit, Virusinfektion, Gelenkrheumatismus (Arthritis, Arthrose), Tumorerkrankung etc. –, kann meine Methode dazu beitragen, den Zustand des Patienten zu stabilisieren und seine Schmerzen zu lindern. Die Arbeit des behandelnden Arztes wird so unterstützt.

Dritter Pluspunkt

Wenn Sie meine Empfehlungen befolgen, vermindern Sie das Risiko, dass sich eine funktionelle Störung zu einer organischen Krankheit auswächst. Wenn Sie Ihren Bauch (wieder) in Ordnung bringen und die – unterbrochene oder fehlgeleitete – Kommunikation mit dem Kopfhirn wiederherstellen, nehmen die Quantität und die Qualität Ihrer Immunzellen zu. Diese wertvollen Verbündeten gegen alle Angriffe produziert der Bauch in ziemlich großem Ausmaß (einige Biologen sagen: zu über 80 Prozent).

Manche Krankheitsbilder dieses Wegweisers durch die Bauch-Beschwerden überschneiden sich. Wenn Sie unter Erschöpfung und Schlafstörungen leiden und es nicht schaffen, Ihre überflüssigen Kilos loszuwerden (Gewichtszunahme), sollten Sie alle drei Stichwörter durchlesen. Eine funktionelle Störung tritt selten allein auf. Typ-2-Diabetes ist fast immer mit Übergewicht gekoppelt, Rückenschmerzen gehen gewöhnlich mit Schlafstörungen einher, eine Depression wirkt sich auf die Sexualität aus etc. Sehen Sie unter allen Stichwörtern nach, die Ihre einzelnen Probleme abhandeln. Die Empfehlungen, die Sie dort finden, verweisen Sie auf Kapitel in Teil 2, in denen ich meine Methode ausführlich erläutere. Setzen Sie diese Ratschläge um. Meine ganze Karriere hindurch habe ich immer wieder erlebt, dass funktionelle Störungen sich in Luft aufgelöst haben und seelische Desaster – Depressionen, Angstattacken, Verlust des Selbstvertrauens – zu (schlechten) Erinnerungen wurden, einfach dadurch, dass der Patient seinen Bauch in Ordnung brachte und nach der Besserung meiner Methode treu blieb.

Es sind diese Erfolge, die mich zu diesem Buch und dem Wegweiser durch die Bauch-Beschwerden inspiriert haben. Ich hoffe, dass Sie so die Lösung finden, die Ihren Bauch wieder gesund macht.

Älterwerden

Ich weiß aus Erfahrung, dass ein Bauch, der an Gewicht und Umfang zunimmt, der seine Straffheit verliert oder sich wie eine Kugel vorwölbt, bei Männern wie Frauen die Wirbelsäulenstatik beeinträchtigt, den Rücken krümmt und immer mit Pessimismus und einer Beschleunigung der Alterungsprozesse einhergeht. Ich kenne Männer und Frauen zwischen 30 und 40, bei denen die Anzeichen für einen vorzeitigen Alterungsprozess unübersehbar sind (sie haben keine Ziele mehr, sind antriebslos und pessimistisch), und ich erlebe Leute von über 60, die dank ihres flachen Bauchs und einer guten Gesundheit die Figur und das Aussehen sehr viel jüngerer Menschen haben. Da der Bauch zusammen mit dem Kopfhirn der Katalysator für maximale Energie ist und immer noch Immunzellen produziert, sind diese »jungen Alten« selten krank; ihre Sinne bleiben wach, sie behalten ihren Optimismus, ihre Aufgeschlossenheit und ihre Ansprechbarkeit, haben sehr oft ein sexuelles Potenzial und sind gefeit gegen die Beeinträchtigungen, die das Alter üblicherweise mit sich bringt. Ein flacher Bauch verweist auf ein gut mit Sauerstoff versorgtes Gehirn, das im Vollbesitz seiner Möglichkeiten ist. Ein gesunder Bauch ist gleichbedeutend mit einem Körper, der vor den Angriffen des Alterns und seinen drei großen Geißeln geschützt ist: Herz-Kreislauf-Erkrankungen, Krebs und Alzheimer.

Ernährung

Je länger sich das Lebensrad dreht, desto wichtiger wird eine gute Bauchgesundheit – die, wie ich oft betont habe, über die Harmonie mit dem Kopfhirn führt. Die Gesundheit des Bauchs hängt zuerst einmal von der Ernährung ab. Hippokrates, der Vater der Medizin, schrieb vor über 2000 Jahren: »Lass Nahrung deine Medizin sein.«

Nun nehmen die Risiken für Störungen des Essverhaltens mit dem Alter zu. Eine abwechslungsreiche, schmackhafte Kost, mit der Sie sich etwas Gutes tun, und zwar regelmäßig und in entspannter Stimmung, ist eine unerlässliche Voraussetzung, wenn Sie der Monotonie entgehen wollen, die zu einem Verlust des Geschmacksvermögens, einer Schwächung des Geruchssinns und einer Verringerung der Speichelproduktion führen kann. Ein Bauch, der keine Vitamine, Mineralstoffe und Antioxidanzien mehr bekommt, kann seine Immunfunktion nicht erfüllen und koppelt sich vom Kopfhirn ab.

Essen Sie ausreichend, weder zu viel noch zu wenig.

▶ *Zu viel:* Darmträgheit, Vergiftung, Cholesterinablagerungen, Herzermüdung, Konzentrationsschwäche, erhöhter Blutzuckerspiegel, Gewichtszunahme. Eine Harmonisierung mit dem Kopfhirn findet nicht mehr statt.

▶ *Zu wenig:* Mangelerscheinungen, Nervosität, Energieverlust, Kälteempfindlichkeit, Ängstlichkeit oder Depressivität, Rückgang der Immunzellenproduktion durch den Bauch. Infektiösen oder degenerativen Erkrankungen und einem beschleunigten Alterungsprozess stehen Tür und Tor offen.

Der Kalorienbedarf nimmt über die Zeit hinweg nicht ab. Von einem gewissen Alter an sind Gewichtsveränderungen nach oben oder unten oft ein Hinweis auf eine zukünftige Störung oder Krankheit.

Die aktuellen Theorien zum Alterungsprozess räumen der Schutzwirkung von Antioxidanzien breiten Raum ein. Obst und Gemüse sind unter den Lebensmitteln ihre wichtigste Quelle; sie enthalten außerdem Phyto-Östrogene, das heißt pflanzliche Hormone, die in den Wechseljahren unentbehrlich sind (Soja, Jamswurzel). Auch Vitamine wirken antioxidativ. Damit die Risiken des Älterwerdens in möglichst weite Ferne rücken, sollten Sie sich für Lebensmittel entscheiden, die den höchsten Gehalt an natürlichen Antioxidanzien haben (siehe S. 97ff.).

Essen Sie mindestens ein Mal täglich ein Milchprodukt, etwa einen Joghurt oder ein Stückchen Käse, damit Sie genug Kalzium bekommen und vor Osteoporose geschützt sind. Außerdem ein Stück Obst pro Mahlzeit. Trinken Sie täglich ein bis zwei Liter Wasser; wenn Sie Sport treiben, auch mehr.

Vorsicht vor Diäten aller Art. Sie wirken sich negativ auf Kopf- und Bauchhirn aus und beeinträchtigen den Grundstoffwechsel. Jede Diät, die überschüssigem Fett zu Leibe rücken will, lässt auch die Muskelmasse schmelzen, die sich von einem bestimmten Alter an nur sehr schwer wieder aufbauen lässt.

Süßigkeiten sind der Feind des Bauches, mit Ausnahme von Bitterschokolade, von der Sie nach jeder großen Mahlzeit zwei Stückchen essen können. Letzter Ratschlag: Verzichten Sie möglichst auf Frittiertes, erhitzte Butter und Wurst. Ein oder zwei Glas guten Weins pro Mahlzeit sind erlaubt. Hochprozentiges und Zigaretten allerdings lassen Sie besser sein.

Wissenschaftler, die die Puzzlesteine für den Kampf gegen das Älterwerden zusammentragen, richten ihr Augenmerk immer öfter auf den Bauch und seine Ernährung. So hat man die Vorbeugung gegen Alzheimer (eine Erkrankung mit derzeit unumkehrbaren Hirnschädigungen) untersucht, indem man Mäusen eine Ernährung mit sehr hohem Folsäuregehalt (Vitamin B_9) verabreichte. Am *National Institute on Aging* in Boston wird an 1000 Senioren ein therapeutischer Ansatz untersucht, dessen Ansatzpunkt die Rolle der Vitamine B_9, B_6 und B_{12} in der Ernährung ist. Ich kann darüber nur lächeln. Denn ich habe nach einer Bauchbehandlung und insbesondere einer Veränderung schlechter Ernährungsgewohnheiten schon unzählige Male von Patienten den Satz gehört: »Meine Bekannten sagen mir: Es ist ja unglaublich, wie jung du jetzt aussiehst!«

Atmung

Die Bauchatmung beseitigt, wie wir gesehen haben, Toxine; sie trägt dazu bei, extreme Gärungsprozesse im Darm zu unterbinden. Sie hält die Darmschleimhaut optimal in Schuss, durch die das Blut die Nährstoffe im ganzen Körper und auch im Gehirn verteilt. Vergessen wir nicht, dass unser Gehirn vom Bauch ernährt wird! Die Bauchatmung wirkt dem Alterungsprozess insofern entgegen, als sie die gefährlichen chronischen Verdauungsstörungen beseitigt, deren verheerende Wirkung auf alle System, Organe und Drüsen des Körpers nicht oft genug betont werden kann. Außerdem begünstigt sie indirekt die Produktion von Hormonen; dazu zählen etwa das derzeit so berühmte DHEA, dessen Versiegen den Alterungsprozess beschleunigt, und bei Frauen die unentbehrlichen Östrogene.

Gymnastik für die zwei Gehirne

Am besten führen Sie sie regelmäßig zwei bis drei Mal täglich aus. Weil die Muskelmasse mit dem Alter abnimmt, sollten Sie alles daransetzen, sie zu erhalten; sie schützt die Gelenke und verhindert Rheuma und Osteoporose. Bewegung ist nicht kontraindiziert, im Gegenteil. Meine Gymnastik für die zwei Gehirne schützt auch vor Alzheimer, denn gleichzeitig mit den Bauchzellen lässt sie auch die Neuronen im Kopfhirn arbeiten. So haben Sie die Gewissheit, weit über den Renteneintritt hinaus aktiv sein zu können.

Sport

Die Ausübung einer sportlichen Aktivität, die Ihnen Spaß macht und bei der Sie sich nicht überanstrengen, ist sehr wichtig, denn sie stärkt Herz und Gefäße und führt beiden Gehirnen Sauerstoff zu, sodass eine doppelte Entspannung stattfindet: auf der körperlichen und auf der seelischen Ebene. Eine amerikanische Studie mit mehr als 6000 Frauen über 65 hat gezeigt, dass ein täglicher Spaziergang von anderthalb Kilometern oder eine einstündige sportliche Aktivität die Gefahr des Nachlassens kognitiver Fähigkeiten um 13 Prozent verringert.

Trainieren Sie mindestens drei Mal pro Woche.

Selbstmassagen

Massieren Sie sich vor jeder Mahlzeit das Zahnfleisch mit den Fingern. Putzen Sie sich nach jeder Mahlzeit die Zähne.

Massieren Sie zwei Mal täglich außerhalb der Verdauungszeiten Ihren Bauch. Kümmern Sie sich besonders um die schmerzhaften Punkte, die Sie unter Ihren Fingern entdecken. Diese Selbstmassagen stimulieren und kräftigen die Leber, die Gallenblase, die Bauchspeicheldrüse, den Dünndarm und den Dickdarm, der im Lauf der Jahre träge wird.

Bauchmeditation

Mit dem Erreichen der besten Jahre wird die Bauchmeditation immer notwendiger und wirksamer. Sie führt zu Gelassenheit und dem, was im Leben wirklich wichtig ist. Die Gesundheit Ihres Bauches gehört dazu, denn sie ist die Voraussetzung dafür, dass Ihr Kopfhirn in Form bleibt. Durch diese Meditation lernen Sie (wieder), zufrieden, optimistisch, froh, glücklich und verliebt zu sein, Sie haben Einschränkungen, Stress und Depressionen mehr entgegenzusetzen, und wenn ich M. Snowdon glauben darf, der an der Universität von Kentucky Professor für Neurologie ist, schenkt sie Ihnen zehn zusätzliche Lebensjahre.

Angst

Jede Ängstlichkeit, jede Angst, jede Störung der psychischen Stabilität (extreme Schüchternheit, fehlendes Selbstvertrauen, Überempfindlichkeit, starke Nervosität) nimmt ihren Weg über den Bauch. Jede emotionale Erschütterung, die vom Kopfhirn wahrgenommen und gespeichert wird, findet im Bauch ein Echo; umgekehrt wird jede Störung oder Krankheit des Bauches vom Kopfhirn in Emotion umgesetzt. Die Entdeckung der zentralen Rolle der Schädelnerven, die mit dem Vagus verbunden sind – der bis in den Bauch reicht –, und die immer größere Bedeutung, die den zwischen Kopf und Bauch in beide Richtungen aktiven Neurotransmittern beigemessen wird, bestätigen die Bedeutung, die der Bauch bei allen seelischen Störungen hat.

Es ist tatsächlich so: Wenn Sie Ihren Bauch behandeln, können Sie Ihre Schüchternheit überwinden, selbst wenn diese eine sehr lange Geschichte hat, Sie können sich von hartnäckiger Angst und Komplexen befreien, die bis in die Kindheit zurückreichen: Ich habe bereits angesprochen, dass traumatische Kindheitserlebnisse tief im Bauch festgehalten werden. Ich persönlich habe dadurch, dass ich meinen Bauch heilte, ein für alle Mal meine Schüchternheit abgelegt, das Gefühl, mich in meiner Haut nicht wohl zu fühlen. Stress und starke Emotionen bringen unsere biologische Uhr aus dem Takt. Wir kompensieren das, indem wir mehr essen, denn wir suchen nach angenehmen Empfindungen, die uns aufbauen. Oder indem wir aufhören zu essen. In beiden Fällen ist der Bauch das erste Opfer. Sein Missbehagen gibt er an das Kopfhirn weiter. Die Stimmung sackt in den Keller, wir schlafen nicht mehr gut, und auch die Sexualität leidet (Erektionsschwierigkeiten beim Mann, Frigidität bei der Frau). Die Anfälligkeit für Allergien steigt. Wir nehmen zu oder ab. Die Angst setzt sich fest und kann sich in eine generelle Ängstlichkeit und Depressivität verwandeln.

Den Bauch behandeln bedeutet, dass wir unsere Energien sammeln, die Harmonie mit dem Kopfhirn wiederherstellen, Ängstlichkeit und Angst vertreiben und unsere gute Laune, unseren Unternehmungsgeist und unsere Lebensfreude wiederfinden.

Atmung

Jeder starke Stress, der als potenzieller Auslöser für Ängstlichkeit, Angst und Depression in Frage kommt, lässt sich durch tiefes Ein- und Ausatmen in den Bauch neutralisieren.

Machen Sie, sobald Sie sich irgendwie gestresst fühlen, fünf Mal hintereinander meine Entspannungsatmung. Wiederholen Sie sie dann tiefer und weicher. Bei jedem Ausatmen aus dem Bauch spüren Sie, wie Sie das, was Ihnen Angst macht, von sich wegschicken. Ich nenne das den »Antistress-Filter«. Machen Sie das mehrmals täglich. Es ist bekannt, dass Stress starke Bauchschmerzen einschließlich Durchfall auslösen kann; die tiefe Bauchatmung beugt diesen Störungen vor und sorgt im Kopfhirn für Entspannung. Die Bauchatmung ist auch in der Lage, chronische Ängstlichkeit wegzuhexen, die manchmal in einen depressiven Zustand mündet.

Ernährung

Man weiß heute, wie stark die Ernährung Angstzustände beeinflusst: Eine amerikanische Studie, an der 1000 Häftlinge mehrerer Strafanstalten beteiligt waren, hat bewiesen, dass aggressive, von Angst oder Ängstlichkeit gekennzeichnete Stimmungen abnahmen, wenn der Verzehr von »schnellen« Zuckern, sauren Lebensmitteln und rotem Fleisch eingeschränkt wurde. Ich empfehle Folgendes:

▶ Jeden Morgen ist mein Anti-Übersäuerungs-Frühstück angesagt (siehe S. 101). Essen Sie vor allem langsam (je hastiger Sie essen, desto mehr wächst die Angst).

▶ Verzichten Sie auf alle Diäten, denn der Bauch verträgt Vitaminmangel genauso wenig wie das zentrale Nervensystem.

▶ Lassen Sie keine Mahlzeit aus. Im Gegenteil: Nehmen Sie vormittags und nachmittags – und zwar immer in Ruhe – eine Kleinigkeit zu sich, damit Ihre Seele und Ihr Bauch Frieden geben.

Gymnastik für die zwei Gehirne

Meine Gymnastik, die auf der Harmonie zwischen Bauch- und Kopfhirn beruht, ist bei Nervosität, Ängstlichkeit und Angst eine große Hilfe, weil sie die Faktoren zusammenbringt, die für die Steuerung der Emotionen das A und O sind: Sie wird vom Kopf angeordnet, vom Atem gelenkt und vom Bauch umgesetzt. Diese drei Faktoren stellen schon nach ein paar Sitzungen das Gleichgewicht und den inneren Frieden wieder

her. Jede »Überstimulation« – eine Gymnastik, die zu strapaziös oder zu schnell ist oder in einem zu hektischen Rahmen
stattfindet – wirkt zunächst vielleicht so, als hätten Sie sich
körperlich (Schwitzen) und seelisch abreagiert, aber in Wirklichkeit sind Bauch und Hirn hinterher noch fertiger. Sie selbst
sind dann wie eine Maschine, die zur Höchstleistung aufläuft,
sich abnutzt und kaputtgeht.

Führen Sie meine Gymnastik für die zwei Gehirne mindestens zwei Mal täglich durch.

Sport

Ich glaube fest daran, dass ein Sport, der Ihnen Spaß macht,
beim Abbau jeder Art von Angst ausgesprochen gute Dienste
leistet. Betreiben Sie den Sport, für den Sie sich entschieden
haben, drei Mal wöchentlich für mindestens 45 Minuten. Sport
gibt Ihnen die Möglichkeit, Ihr ängstliches Ich hinter sich zu
lassen, Ihre Sinne zu schärfen, positiv zu denken, zu träumen
und Ihre Umgebung positiv wahrzunehmen. Das zur Ruhe ge-
kommene Kopfhirn funktioniert wieder harmonisch mit dem
Bauch zusammen, jener Quelle für Energie und Optimismus.

Selbstmassagen

Eine Massage, die Sie selbst oder jemand anderer an Ihrem
Bauch ausführt, bringt sofort Ruhe in Ihre beiden Gehirne und
beseitigt Ängstlichkeit oder Angst. Die Macht, die eine Hand

entfalten kann, ist die beste natürliche Medizin für die Wiederherstellung von Seelenruhe und Gelassenheit. Bei einer Selbstmassage kneten Sie alle Nervengeflechte im Bauchraum in der Tiefe durch. Schieben Sie dann und wann eine Kopfmassage dazwischen. Führen Sie alle Bewegungen fließend und synchron mit der Bauchatmung aus.

Bauchmeditation

Wenn Sie bei der täglichen Bauchmeditation Ihre Hände auf den Bauch legen, spüren Sie, wie lebendig dieses Zentrum Ihrer Energie ist. Atmen Sie langsam und tief und lenken Sie diese Energie gedanklich zum Kopfhirn. Stellen Sie sich vor, dass sie sich wie beruhigende Wellen vom Bauch aus in Ihrem ganzen Körper ausbreitet, zuerst zum Kopf hin, dann zum Rücken, zum Brustkorb und schließlich zu den Armen und Beinen. Lenken Sie Ihre Gedanken dann wieder auf Ihren Bauch.

Asthma, Schnupfen und andere HNO-Erkrankungen

Die Atmung hängt eng zusammen mit unserer Ernährung, also dem Bauch. Beim Pneumologen-Weltkongress 2001 wurde aufgezeigt, welche Risiken und Vorteile bestimmte Ernährungsgewohnheiten und Lebensmittel für Lunge und Bronchien haben. Asthma, allergischer Schnupfen und andere Erkrankungen von Hals, Nasen und Ohren (Bronchitis, Angina, Husten) sprechen auf die Ernährung und die Entspannung des zentralen Nervensystems (Kopfhirn) an, und das ungeachtet ihrer Auslöser (chemische oder biologische Schadstoffe, Heizung, Klimaanlage, Schimmel, Milben, Pollen, Tierhaare). Chronischer Stress kann, wie man weiß, Asthmaattacken auslösen oder ihre Häufigkeit erhöhen; Gleiches gilt für Alkohol oder Nikotin, vor allem bei Frauen, deren Lungenkapazität geringer ist als die von Männern.

Durch die Beseitigung von chronischen Verdauungsbeschwerden und eine Stärkung der Darmflora habe ich oft Schnupfen, Nebenhöhlenentzündungen, Hals- und Ohrenschmerzen sowie Asthmaattacken lindern oder ganz kurieren können. Damit die Besserung von Dauer war, ließ ich meine Patienten die sieben Grundlagen meiner Methode befolgen. Ich habe beobachtet, dass bei Kleinkindern (Asthma ist die bei ihnen am weitesten verbreitete chronische Krankheit) die verschiedensten HNO-Beschwerden auftraten, wenn sie zwischen den Mahlzeiten zu viel Süßes gegessen hatten (Getränke, Gebäck, Schokoriegel). Wenn ich die Süßigkeiten durch

Vollkornbrot und frisches Obst ersetzen ließ, verschwanden der Schnupfen und die sonstigen HNO-Beschwerden; Asthmaprobleme besserten sich, sodass die Kinder weniger Medikamente brauchten.

Ernährung

Eine Atemschwäche kann auch durch eine Diät verursacht worden sein, denn alle Diäten führen auf Grund des Ernährungsdefizits und der Gewichtsreduktion zu Mangelerscheinungen. Das bedeutet umgekehrt, dass die Atemmuskulatur sich verbessert, wenn der Patient zunimmt. Andererseits kann man beobachten, dass fettleibige Menschen zu Asthma neigen.

Wenn Sie die Atemtätigkeit verbessern wollen, ist es wichtig, dass Sie:

► regelmäßig, langsam und in Ruhe essen. Jugendliche, die heimlich Süßigkeiten in sich hineinstopfen oder Mahlzeiten überspringen, leiden mit sehr viel höherer Wahrscheinlichkeit an Atembeschwerden.

► bestimmte Lebensmittel meiden, die das Risiko erhöhen: Fischkonserven in Öl, Soja, Milchschokolade, Milchprodukte, Eier, Meeresfrüchte, Schmelzkäse, erhitzte Butter, Erdnüsse, Weißmehl, Trockenfrüchte.

► Lebensmittel bevorzugen, die Sie schützen: grüne Gemüse, Obst (Vitamine C, E und Betacarotin). Eine britische Studie betont die vorteilhafte Wirkung von Äpfeln: Fünf Äpfel pro Woche erhöhen das Ausatmungsvolumen um 140 ml.

Bauchatmung

Sie weitet den Brustkorb und lässt Sie tiefer ein- und ausatmen. Das reduziert die Gefahr von Atemwegsbeschwerden und schützt Sie effizienter vor Allergenen. Die Nasenschleimhaut wird verstärkt mit Blutgefäßen durchsetzt und kann Schadstoffe besser herausfiltern. Dies gilt vor allem für Frauen, die nach den Wechseljahren eher für Asthma anfällig sind als Männer.

Weil die Bauchatmung das Nervensystem beruhigt, wirkt sie Angst, Nervosität, Schüchternheit und Überempfindlichkeit entgegen, die zu den Ursachen von Atembeschwerden gehören. Machen Sie sie nach Möglichkeit fünf Mal pro Stunde.

Sport

Ein Sport, der Ihnen Spaß macht, ist ein ausgezeichneter Verbündeter im Kampf gegen Asthma und andere Störungen der Atemfunktion: Er stärkt das Herz-Kreislauf-System, stimuliert und kräftigt Drüsen und Organe, beschleunigt die Ausscheidung von Schadstoffen und verbessert die Immunabwehr. Bei einem zu strapaziösen Sport dagegen oder bei Überanstrengung kann es zu einer Atemschwäche kommen, dem so genannten Belastungsasthma, wenn die Aufwärm- und die Regenerationsphase weggelassen werden. Verlangsamen Sie dann Ihren Trainingsrhythmus, ohne Ihren Sport ganz aufzugeben! Wenn Sie unter Atembeschwerden leiden, sollten Sie Sportarten wie Schwimmen, Walking und Wandern den Vorzug geben.

Gymnastik für die zwei Gehirne

Sie kräftigt die Bauchmuskulatur, vertreibt auf diese Weise überschüssige Säure aus dem Magen und beseitigt chronische Verdauungsbeschwerden, die eine wichtige Ursache für allergisches Asthma sind. Ein schlaffer, aufgeblähter, verspannter Bauch bietet ihm immer ein gutes Terrain.

Selbstmassagen

Eine Massage von Bauch und Brustkorb entspannt das Kopfhirn, regt die Meridiane und die Nervengeflechte an und sorgt für zusätzliche Energie, die sehr nützlich ist, wenn Atemwegsbeschwerden bekämpft und beseitigt werden sollen.

Bauchmeditation

Sie mildert bei einem Asthmaanfall die Kurzatmigkeit und die anschließende Erschöpfung.

Depression

Sie meinen, Ihre Depression würde sich in erster Linie im Kopf abspielen? Stimmt. Aber sie stammt auch aus dem Bauch, Ihrem zweiten Gehirn. Es ist wissenschaftlich erwiesen, dass die zwei Gehirne mit Hilfe des Vagusnervs und auf dem Weg über Neurotransmitter und Interstitialzellen immer in Symbiose agieren. Dies gilt ganz besonders, wenn sich in Ihrer Seele jener quälende Zustand einnistet, dessen Kennzeichen Lebensüberdruss, Antriebslosigkeit, Konzentrationsschwäche, Ängstlichkeit, Melancholie und manchmal punktuelle Anfälle von Aggressivität sind. Jugendliche sind in dieser Hinsicht besonders gefährdet – bestimmte Anzeichen im Essverhalten sollten Eltern hellhörig machen: Magersucht, Essbrechsucht ...

Der Bauch ist auch der Sitz der Emotionen. Seine Gesundheit ist mit unserem Gefühlsleben verbunden, und wenn das Leben unserem Kopfhirn zu schaffen macht, meldet sich der Bauch mit Schmerzen; wenn andererseits der Bauch wehtut, wenn er verspannt und nicht ganz in Ordnung ist, findet das im Kopfhirn sofort einen Widerhall. Wenn Sie sich maßlos geärgert haben, enttäuscht oder emotional aufgewühlt sind, haben Sie schnell einen Knoten im Magen. Eine schwierige, schmerzhafte Verdauung lässt auch das Kopfhirn leiden. Wenn die Psyche krank ist, sorgt die symbiotische Verbindung der beiden Gehirne dafür, dass sich auch im Bauch etwas tut.

Eine Depression geht sehr oft mit Sexualstörungen, Brust-, Kopf- und Rückenschmerzen, Gewichtsproblemen, Magersucht und allgemeiner Erschöpfung einher. Negative Gedanken belasten die Tätigkeit des Bauchs. Wer deprimiert ist, blendet den Körper oft völlig aus. Manchmal sind die beiden Gehirne total voneinander abgeschnitten. Der Bauch ist auf sich selbst gestellt und wird krank. So gesehen ist es vor allem wichtig, ihn wieder gesund zu machen und die Kommunikation zwischen den beiden Gehirnen in vollem Umfang und dauerhaft wiederherzustellen.

Ich glaube, dass wir kurz vor einer neuen Psychotherapie stehen, die Kopf und Bauch gleichermaßen einbezieht. Ihr erster Erfolg bestünde darin, die Einnahme von Antidepressiva zu verringern und Rückfälle zu verhindern. Es ist bekannt, dass die Franzosen weltweit die meisten Antidepressiva schlucken. Vielleicht lässt sich dieses gravierende Problem leichter lösen, als man meint.

Ernährung

Man weiß, dass Nährstoffe die Neurochemie von Gehirn und Psyche durch sehr komplizierte Mechanismen verändern, die bis heute nicht vollständig entschlüsselt sind.

Mehr denn je kann ein gesunder Bauch uns helfen, seelisch wieder auf die Füße zu kommen – vorausgesetzt, Sie essen abwechslungsreich und weder zu fett noch zu süß.

Die Neurotransmitter Serotonin und Noradrenalin spielen bei der Steuerung der Nahrungsaufnahme eine Rolle. Eine Depression führt bei manchen Menschen zu einem chaotischen Essverhalten, während sie bei anderen den Appetit dämpft (was bis zur Magersucht gehen kann).

► Manche Lebensmittel wirken auf natürliche Weise antidepressiv. Sie enthalten Aminosäuren, die Vorläufer der Neurotransmitter sind, und sorgen dafür, dass Sie sich nach einer guten Mahlzeit besser und ausgeglichener fühlen ...

► Kohlenhydrate sind im Kampf gegen die Depression wichtig: Sie wirken als Seelentröster und sorgen dafür, dass sich Wohlgefühl einstellt ... Aber Vorsicht bei Süßigkeiten, Kuchen und Gebäck, auf die Sie am besten verzichten, weil sie dick machen. Halten Sie sich an Nudeln, Reis, stärkehaltige Lebensmittel, Hülsenfrüchte.

► Proteine beeinflussen die Stimmung, weil sie die Nebennieren zur Produktion von Kortison anregen.

► Die Lipide (Fette) haben einen starken Einfluss auf das Lustempfinden, aber wenn Sie zu fett essen, können Sie sich nach einer Mahlzeit schlecht konzentrieren und sind einfach nur müde.

► Vorteilhaft ist Magnesium, das in Vollkorngetreide, grünem Gemüse und Hülsenfrüchten, Dörrobst, manchen Mineralwässern und Schokolade enthalten ist.

► Selen ist ein unentbehrliches Spurenelement; es kommt in Eiern, Meeresfrüchten, Nüssen, Milchprodukten, weißem Fleisch und Geflügel vor.

► Kalzium ist ein natürliches Beruhigungsmittel und verbessert die Stimmung: Milch, Käse, frische Butter ... Eier, Küchenkräuter, frisches Gemüse oder Hülsenfrüchte, Algen, Fisch, Krustentiere, manche Mineralwässer etc.

► Auch Vitamin B_6 ist ein wertvoller Verbündeter im Kampf gegen die Depression: Vollkorngetreide, Bananen, Fisch, grünes Gemüse, mageres Fleisch ...

Sport

Körperliche Anstrengung wirkt antidepressiv, weil sie die Produktion von Phenylethylamin erhöht (ein britisches Forscherteam erhärtet diese These im *British Journal of Sports Medicine*). Dieser Neurotransmitter greift in die Regelung der körperlichen Energie, der Stimmung und des Aufmerksamkeitsvermögens ein. Er spielt eine Rolle bei der Euphorie von Sportlern (Endorphine, die Glückshormone).

Die positive Wirkung der Endorphine tritt bei Ihnen ein, wenn Sie stündlich meine Bauchatmung durchführen. Und wenn Sie jeden Tag eine halbe Stunde in Ihrem Tempo joggen – falls Ihnen das Spaß macht – oder indem Sie eine Stunde walken oder indem Sie schwimmen etc.

In den ersten Tagen werden solche sportlichen Aktivitäten sich wie ein unüberwindlicher Berg vor Ihnen auftürmen. Holen Sie sich Unterstützung! Partner, Freunde, Eltern oder Kinder können Ihnen helfen, am Ball zu bleiben. Nach ein paar Trainingstagen fangen dann die Endorphine an zu wirken, Sie fühlen sich besser und haben Lust, weiterzumachen – egal was draußen für ein Wetter ist. Der erste Schritt ist der entscheidende.

Selbstmassagen

Sie können Ihre Depression mit eigenen Händen bekämpfen, indem Sie Bauch und Kopf leicht massieren. Die Hand stellt den unterbrochenen Kontakt zwischen Bauch und Kopf wieder her. Sie fühlen sich wohl, und das hilft Ihnen, zu der Entspannung zurückzufinden, die zum inneren Frieden führt – und die ist das Gegenteil von Depression.

Bauchmeditation

Wenn Sie Ihre Gedanken auf den Bauch lenken, klinken Sie sich aus dem Teufelskreis der negativen Gedanken aus. Führen Sie die Bauchmeditation vier bis fünf Mal täglich für jeweils etwa zehn Minuten aus, dann machen sich Ihre depressiven Tendenzen nach ein paar Wochen aus dem Staub.

Diabetes Typ 2 (Zuckerkrankheit)

Ich glaube, dass die Schwindel erregende Zunahme der Zuckerkrankheit, die inzwischen epidemieartige Ausmaße angenommen hat (die Anzahl der Diabetiker hat sich in den letzten zehn Jahren in Europa verdoppelt), vor allem mit der schlechten Gesundheit eines falsch ernährten Bauches zusammenhängt. In Frankreich sind zwei Millionen Erwachsene wegen dieser Krankheit in ärztlicher Behandlung.

Noch gravierender ist, dass viele Frauen, Männer und Kinder Diabetiker sind, ohne es zu wissen (ihre Zahl wird in Frankreich auf 800 000 geschätzt). Denn außer Übergewicht, einer leichten Erschöpfung oder dem Verlangen, häufiger Wasser zu lassen, spüren sie keinerlei Symptome. Frauen um die 50 denken bei diesen Anzeichen an die Wechseljahre, Männer an ihre Prostata ... und Diabetes wird erst dann diagnostiziert, wenn schwere und unumkehrbare Komplikationen auftreten: Nierenschwäche, Blindheit, Arterienentzündungen in den Beinen, Herz-Kreislauf-Erkrankungen.

Wenn Sie in Ihrer Familie mehrere Diabetiker haben, lege ich Ihnen dringend ans Herz, Ihr Blut auf Zucker und Cholesterin untersuchen zu lassen und Ihren Blutdruck zu überprüfen.

Kennzeichen eines Typ-2-Diabetes (der auch als Altersdiabetes bezeichnet wird) ist ein Blutzuckerspiegel von über 126 mg/dl. Bei Diabetikern reagieren die Insulinrezeptoren auf Grund von Übergewicht oder einer sitzenden Lebensweise nicht mehr, sodass die Bauchspeicheldrüse mehr Insulin produzieren muss, damit der Zucker korrekt verarbeitet wird. Ein

Taillenumfang von über 90 Zentimetern bei Frauen und einem Meter bei Männern weist auf ein zehnfach höheres Diabetesrisiko hin. Eine Gewichtsreduktion von vier bis fünf Kilo und eine damit einhergehende Verringerung des Bauchfetts reicht oft aus, um die Reaktionsfähigkeit der Insulinrezeptoren zu korrigieren und den Blutzuckerspiegel zu senken. In 90 Prozent der Fälle wird ein Typ-2-Diabetes verbessert und geheilt, wenn der Bauch behandelt wird! Wenn Sie meine Methode (Ernährung, Sport, Selbstmassagen, Lebensweise) drei Monate lang befolgt haben und der Blutzuckerspiegel immer noch nicht im Normbereich liegt, sollten Sie die Maßnahmen durch eine medikamentöse Behandlung ergänzen.

Bauchatmung und Bauchmeditation

Machen Sie stündlich die Bauchatmung und zwei Mal täglich die Bauchmeditation.

Gymnastik für die zwei Gehirne

Damit die Fettpolster im Taillenbereich dahinschmelzen, empfehle ich von meiner Gymnastik für die zwei Gehirne die Übungen, die den Bauch einbeziehen. Sie stimulieren und stärken auch die Funktionskreise Leber-Galle und Galle-Bauchspeicheldrüse; der Selbstschutz der Bauchspeicheldrüse wird verbessert. Machen Sie die Übungen zwei Mal täglich außerhalb der Mahlzeiten.

Ernährung

▶ Oberste Priorität hat das Abspecken: Vier bis fünf Kilo können schon genug sein bzw. 5 bis 15 Prozent des Gewichtes bei sehr korpulenten Patienten. Für das Abnehmen gilt eine bindende Regel: Hände weg von allen Diäten, vor allem von solchen mit sehr geringer Kalorienaufnahme. Solche Gewaltkuren machen nur schlapp und lassen den Blutzuckerspiegel Achterbahn fahren.

▶ Essen Sie immer zu den gleichen Zeiten. Der Blutzucker wird von der biologischen Uhr reguliert und zu den üblichen Essenszeiten produziert: leichtes Frühstück, Mittagessen, Nachmittagsimbiss, Abendessen. Wenn Sie zu allen möglichen Zeiten essen, richten Sie im Stoffwechsel ein Chaos an und fühlen sich ausgebrannt und erschöpft ...

▶ Verzichten Sie auf das Schmankerl für den kleinen Hunger zwischendurch. Jugendliche Diabetiker haben zweieinhalb Mal häufiger Essstörungen als nicht diabetische Jugendliche (kanadische Studie, British Medical Journal). Die Pubertät bei Mädchen ist eine heikle Phase ... Diäten locken, Essbrechsucht, Naschanfälle, Magersucht.

▶ Korrigieren Sie Ernährungsfehler, die dick machen. Essen Sie nicht zu viel und nicht zu schwer; verzichten Sie auf:

  ▷ Zuckerhaltige Nahrungsmittel: Gebäck und Kuchen aller Art, Weißbrot, Toastbrot, Pizza, Schokoriegel, Honig, Marmelade ... ziehen Sie unweigerlich in die Zuckerspirale hinein.

  ▷ Zuckerhaltige Getränke: Limonaden, Sirups ...

  ▷ Fette Lebensmittel: Hamburger, Hotdogs, Wurst, Speck,

erhitzte Butter, Schimmelkäse, Schmelzkäse ... Eine Studie hat gezeigt, dass Diabetiker fetter essen (mehr gesättigte Fette) als Nicht-Diabetiker.

▷ Vermeiden Sie zusätzliche Ballaststoffe in jeder Form: Tabletten, Gelatinekapseln ... und auch vermeintlich gesunde Nahrungsergänzungen (Getreideflocken, Kekse, Kleie ...), die langfristig die Darmschleimhaut reizen.

▶ Honig, Marmelade, Obst, Obstsaft, Tee oder Kaffee auf nüchternen Magen? Lieber nicht. Sie lassen den Blutzuckerspiegel in die Höhe schnellen.

▶ Alkohol regt den Appetit an. Wenn Sie schon Übergewicht haben, ist auch sein Kaloriengehalt nicht zu vernachlässigen. Wie hoch alkoholische Getränke den Blutzuckerspiegel ansteigen lassen, hängt von ihrem Zuckergehalt ab. Verzichten Sie auf Aperitifs und Digestifs.

▶ Drei oder vier Glas Wein reichen, um eine Unter- oder Überzuckerung auszulösen.

▶ Trinken Sie Alkohol nie auf nüchternen Magen.

▶ Halten Sie sich generell beim Alkohol zurück: zwei Glas Wein pro Tag, die ab der Mitte oder am Ende einer Mahlzeit getrunken werden, scheinen eine Schutzwirkung zu haben, so eine amerikanische Studie.

▶ Auch wenn Sie nicht rauchen wie ein Schlot: Nikotin erhöht den Insulinbedarf. Mein Rat: Hören Sie auf zu rauchen!

▶ Ernähren Sie sich abwechslungsreich und gesund. Achten Sie auf Qualität.

▶ Entgegen der (in den meisten Diätsystemen) gängigen Meinung müssen die Kohlenhydrate den Löwenanteil der Ernährung ausmachen: 50 Prozent der täglichen Kalorienzufuhr. Bei Fettleibigkeit sollte der Anteil auf 40 Prozent beschränkt werden. Bevorzugen Sie stärkehaltige Lebensmittel: Vollkornbrot, Getreide, Teigwaren, Reis ... Essen Sie nicht zu viel Obst: Zu viel Fruchtzucker ist nicht ratsam. Schränken Sie den Verzehr von Milchprodukten ein.

▶ Gekochte oder rohe grüne Gemüse, die Ihnen Vitamine und die notwendige Menge an natürlichen Ballaststoffen bringen, sind in der Mitte oder am Ende einer Mahlzeit angesagt.

▶ Wichtig ist auch, welche Fette Sie essen. Entscheiden Sie sich für die einfach ungesättigten Fettsäuren (25 Prozent der Gesamtkalorienzufuhr): Oliven-, Erdnuss-, Rapsöl ...

▶ Und: Essen Sie unbedingt langsam und in Ruhe. Die Bauchspeicheldrüse, die das Insulin produziert und reguliert, reagiert äußerst empfindlich auf Emotionen, Stress, Ärger und Lärm. Es gibt einen »emotionsabhängigen Diabetes«, der nur durch solche Aufregungen verursacht wird. Der Grund: die Wechselbeziehung der beiden Gehirne.

Sport

Ein Sport, der Ihnen Spaß macht und dem Sie mindestens eine halbe Stunde täglich widmen, wirkt bei der Senkung eines zu hohen Blutzuckerspiegels besser als das Medikament, zu dem der Typ-2-Diabetiker gezwungen ist.

Suchen Sie sich einen Ausdauersport, der Ihnen Spaß macht, und gehen Sie ihm regelmäßig zwei bis drei Mal wöchentlich in Ihrem Tempo nach: Golf, Skilanglauf, Inline-Skating ... Walken ist ausgezeichnet: Gehen Sie jeden Tag in flottem Tempo 30 bis 60 Minuten.

Zögern Sie nicht, Ihre Kinder mitzunehmen. Gehen Sie mit gutem Beispiel voran, seien Sie energisch, denn gute Gewohnheiten prägen sich von klein an ein. Alles, was Sie tun, werden Ihre Sprösslinge nachmachen: Wenn Sie stundenlang vor dem Fernseher, vor Videospielen oder dem Computer hocken, werden sie sich auch nicht großartig bewegen. Wenn Sie den Aufzug nehmen, werden sie auch keine Lust aufs Treppensteigen haben. Wenn Sie für die 500 Meter zum Briefkasten das Auto nehmen, werden sie auch nicht mehr zu Fuß gehen wollen. Kinder brauchen Vorbilder, und das beste Beispiel finden sie in der Familie.

Selbstmassagen

Um eine manuelle Behandlung des Bauchs mit Selbstmassagen werden Sie nicht herumkommen, wenn Sie die Insulinausschüttung regulieren und Zellulite auf Bauch und Taille beseitigen wollen.

Wenn die Bauchspeicheldrüse nicht richtig funktioniert, findet man auf dem entsprechenden Nervengeflecht immer einen schmerzhaften Punkt. Kneten und walken Sie ihn zwei bis drei Minuten außerhalb der Essenszeiten, und ebenso die Nervengeflechte über Gallenblase und Dünndarm (siehe S. 140).

Diabetiker leiden oft unter Zahnfleischproblemen; sie lassen sich vermeiden, wenn Sie jeden Morgen Ihr Zahnfleisch mit den Fingern massieren.

Dickdarmentzündung und Reizdarm

Entzündungen der Darmschleimhaut (Kolitis) sind weit ver-
breitet. Stress, Nervosität, Angst, eine erhöhte Erregbarkeit des
Gemüts sowie Überempfindlichkeit verschlimmern sie. Oft
hängen sie mit Ernährungsfehlern oder -exzessen zusammen.
Durch die Entzündung wird die Darmschleimhaut durch-
lässig, sodass infektiöse Krankheitserreger eindringen können.
Man unterscheidet zwei Kolitis-Formen: die schmerzhafte
Form mit Krämpfen, Blähungen, Erschöpfung und oft Verstopfung und eine nicht schmerzhafte Form, die heimtückischer
ist, weil sie keine Alarmsignale aussendet; nur gelegentlich
kommt es zu Erschöpfungszuständen, Nervosität und Reizbarkeit. Beide Krankheitsformen sind eine ständige Quelle der
Disharmonie zwischen den beiden Gehirnen.

Eine Dickdarmentzündung hebelt die Immunabwehr aus.
Sie hat permanente Gärungsprozesse im Darm zur Folge und
verlangsamt sowohl die Assimilation der Nährstoffe als auch
die Ausscheidung, was auf lange Sicht zu chronischen Verdauungsstörungen führt. Der Darm verläuft in vielen Windungen,
zu denen auch haarnadelartige Kurven gehören. Wenn sich
in einem dieser Bögen Gärungsprozesse festsetzen, bleiben
sie dort länger als normal und lösen eine Schleimhautreizung
aus, die die übrigen Darmabschnitte vergiftet. Wenn Sie sich
bei einer Gymnastikübung oder einer heftigen körperlichen
Anstrengung übernehmen oder wenn Sie emotional stark aufgewühlt oder verärgert sind, kann es sein, dass der »Knick«
enger wird, was die Passage des Verdauungsbreis verlangsamt,

die Gärungsprozesse intensiviert und so den gesamten Ausscheidungsprozess stört. Die Verdauung dauert dann nicht drei Stunden, sondern doppelt so lange, was Erschöpfung, Verstopfung und Zellulite zur Folge hat.

Wenn das Blut aus der Darmschleimhaut die wertvollen Nahrungsbestandteile resorbiert – Vitamine, Mineralstoffe, Spurenelemente –, nimmt es auch infektiöse Erreger auf, was Drüsen oder Organe vergiftet (Leber, Nieren, Nebennieren). Wer zu rheumatischen Erkrankungen neigt, wird dann feststellen, dass die Entzündungen an den Gelenken schlimmer werden.

Der Darm ist das Zentrum des zweiten Gehirns. Die Gesundheit des ganzen Körpers hängt davon ab, dass er gut funktioniert. Ich bin mir fast sicher, dass die allerersten Anfänge der meisten Krankheiten im Darm liegen. Ich habe mit meiner Methode jedenfalls bei den verschiedensten funktionellen Störungen und – mit medizinischer Hilfe – auch bei bereits bestehenden organischen Erkrankungen spektakuläre Ergebnisse erzielt.

Eine Dickdarmentzündung lässt sich sehr leicht kurieren, wenn Sie ein paar Ernährungsgewohnheiten und Ihren Lebensrhythmus ändern und lernen, sich zu entspannen, damit Ihre beiden Gehirne in Harmonie kommen.

Atmung

Die Atmung hat einen direkten Einfluss auf die Heilung von Darmbeschwerden, weil sie durch die Entspannung des Kopfhirns das Bauchhirn entlastet. Machen Sie meine Entspannungsatmung vor jeder Mahlzeit und wenn Sie genervt sind.

Gymnastik für die zwei Gehirne

Wenn Sie unter Darmbeschwerden leiden, rate ich dringend von anstrengenden Übungen zur Kräftigung der Bauchmuskulatur ab. Einen entzündeten Darm reizt ein Bauchmuskeltraining zusätzlich, sodass die Krankheit nicht nur weiter ihr Unwesen treibt, sondern schlimmer wird und es sogar zu einem Zwerchfell- oder Leistenbruch kommen kann.

Suchen Sie sich die langsamen, behutsamen Übungen meiner Gymnastik für die zwei Gehirne heraus. Sobald die Darmbeschwerden abgeklungen sind, können Sie wieder in die Übungen zur Kräftigung der Bauchmuskulatur einsteigen, damit Ausgeglichenheit, Energie und ein flacher Bauch zurückkehren.

Ernährung

► Essen Sie nicht zu viel und nicht zu schnell; ungenügendes Kauen ist für das Terrain, auf dem eine Dickdarmentzündung entsteht, ein wichtiger Faktor.

► Lassen Sie das Frühstück nicht unter den Tisch fallen, aber entscheiden Sie sich für ein Leichtes (S. 103). Der Magen produziert zu regelmäßigen Zeiten (drei Mal, wenn Sie drei Mahlzeiten täglich zu sich nehmen) sehr aggressive Magensäfte, die sich, wenn sie nichts zu verdauen haben, an die Magenwand halten; sie bringen den Leber-Galle- und den Galle-Bauchspeicheldrüsen-Kreislauf sowie die Tätigkeit des Magenpförtners aus dem Takt. Im Darm kommt es zu anomalen Gärungsprozessen, die auf lange Sicht zu einer Dickdarmentzündung werden können.

▶ Nehmen Sie auf nüchternen Magen nichts zu sich, was Ihren Magen reizen könnte: Tee, Kaffee (auch mit Milch), getrocknete Aprikosen oder Pflaumen; Bier, Cidre, Getränke mit Zuckerzusatz, Obstsäfte; Frittiertes, Cayennepfeffer, stark gewürzte Speisen; Blähendes: Suppen, Gerichte mit Soße, Backwaren; Unmengen von Rohkost, erhitzte Butter, Weißbrot, Toastbrot, Kekse, Schmelzkäse.

▶ Trinken Sie in kleinen Schlucken täglich zwei Liter Mineralwasser und Eisenkraut-, Rosmarintee etc.

▶ Setzen Sie sich möglichst nicht an den Tisch, wenn Sie emotional aufgewühlt sind oder sich gerade fürchterlich geärgert haben.

Sport

▶ Gehen Sie regelmäßig einem moderat betriebenen Sport nach. Sportarten, bei denen Sie zu Spitzenleistungen auflaufen müssen, verschlimmern die Gärungsprozesse im Darm und erzeugen Verspannungen.

▶ Gehen Sie mit weit ausholenden Schritten, schwimmen Sie ... aber schützen Sie Ihren Bauch vor kalter Zugluft. Regelmäßig und maßvoll betriebene Ausdauersportarten bekämpfen und beseitigen extreme Gärungsprozesse und wirken daher bei Dickdarmentzündungen heilend.

Selbstmassagen

Massieren Sie außerhalb der Verdauungszeiten Ihren Bauch. Behandeln Sie den Reflexpunkt des Dünndarms unterhalb des Nabels und die Bereiche des (aufsteigenden und absteigenden) Dickdarms. Zwei Mal täglich (siehe S. 140).

Bauchmeditation

Sie lässt Sie die Schmerzen und Verspannungen spüren, die Ihre Darmbeschwerden so mit sich bringen: Das können auch traumatische Kindheitserlebnisse oder unverarbeitete seelische Erschütterungen sein. Nach einiger Zeit werden Sie spüren, wie Ihr Bauch wieder zu leben beginnt.

Erschöpfung

Ständiges Erschöpftsein ist eine der Geißeln unserer Zeit. Frauen sind stärker davon betroffen als Männer, weil die unterschiedlichsten Aufgaben sie beanspruchen (Beziehung, Kinder, Beruf, Verantwortlichkeiten aller Art). Zudem sind hormonale und endokrine Schwankungen bei ihnen stärker ausgeprägt. Es ist paradox, aber Statistiken zeigen, dass Jugendliche und Berufstätige öfter erschöpft sind als Senioren.

Der erste Erschöpfungsfaktor ist psychischer Natur: Sorgen im Beruf oder im Privatleben, Stress, Anspannung. Wenn die Abgeschlagenheit sich ausgerechnet am Wochenanfang breitmacht, am Montag, hat das Auswirkungen auf Stimmung und Charakter: Man ist nicht motiviert, mürrisch und unzufrieden. Die Stimmung ist im Keller, und eine Depression ist nicht weit.

Die Freitagsmüdigkeit ist eher körperlicher Art. Ihre Folgen sind Gedächtnisschwäche, Aufmerksamkeitsdefizite, Konzentrationsmängel, diverse Schmerzen – am Bauch (er ist verspannt und aufgebläht), an den Gelenken, am Rücken ... Die Arbeitslast während der Woche war zu groß, der Arbeitsrhythmus hat nicht gepasst, man hat körperlich oder intellektuell zu schwer geschuftet, sich chaotisch ernährt; zum Ausruhen blieb nicht genug Zeit ...

Wenn Sie im Urlaub fix und fertig sind, sollten bei Ihnen endgültig alle Alarmglocken läuten. Oft ist dann nämlich eine chronische oder infektiöse Krankheit im Anzug. Ständige Mattigkeit kann auch ein Diabetes-Symptom sein (siehe S. 174), wenn der Blutzuckerspiegel sehr hoch ist. Bei einem hohen LDL-Spiegel (dem »schlechten« Cholesterin) liegt der Gedanke an Herz-Kreislauf-Probleme nahe. Auf jeden Fall sagt die Erschöpfung Ihnen ganz deutlich, dass die Harmonie Ihrer beiden Gehirne zu wünschen übrig lässt.

Ernährung

▶ Die Vorbereitungen auf einen Tag, an dem Sie nach der Arbeit nicht erschöpft in den Sessel sinken, fangen morgens an. Lassen Sie sich drei Wochen lang mein leichtes Entschlackungs-Frühstück (siehe S. 103) schmecken; anschließend können Sie dann zum Energie-Frühstück (siehe S. 105) wechseln. Essen Sie immer im Sitzen und langsam.

▶ Starten Sie nicht in Hast und mit leerem Magen in den Tag, denn das bringt Ihre biologische Uhr und Ihr neurovegetatives System aus dem Takt. Die Folge: Sie ernähren sich chaotisch, und bei den restlichen Mahlzeiten des Tages läuft ihr Essverhalten völlig aus dem Ruder: Sie schlingen in sich hinein, naschen zwischendurch, lassen Mahlzeiten aus ... und sind anschließend total schlapp und gehen körperlich und seelisch auf dem Zahnfleisch.

▶ Gönnen Sie sich stündlich eine Erholungspause von drei bis fünf Minuten. Nutzen Sie die Zeit für meine Bauchatmung, oder trinken Sie ein Glas Wasser ... Das zentrale Nervensystem hat alle 50 Minuten ein Leistungstief, Sie können sich weniger gut konzentrieren, sind weniger aufmerksam ... und brauchen eine Pause. Wenn Sie körperlich oder intellektuell sehr intensiv arbeiten, können Sie zwischen den Mahlzeiten ein Häppchen essen (Obst, Joghurt, eine Scheibe Brot, Bitterschokolade).

► Essen Sie, wenn Sie gerade einen Durchhänger haben, auf keinen Fall Kekse, Gebäck, Honig, Konfitüre oder Chips; trinken Sie keine anregenden (Kaffee, Tee, Alkohol) oder zuckerhaltigen Getränke.

Die Zuckerspirale führt immer zu einer Stoffwechselstörung und starker körperlicher und geistiger Erschöpfung – und sie öffnet Typ-2-Diabetes Tür und Tor.

► Sie können alles essen, was gesund ist, am besten leckere Gerichte, bei denen Ihnen schon das Wasser im Munde zusammenläuft, wenn Sie sie bloß riechen. Bevorzugen Sie die leichte Küche, Dampfgegartes und Backofengerichte, mit vielen Kräutern (sie wirken antioxidativ), frischen rohen oder gekochten Gemüsen, Obst nach Jahreszeit; sie fördern die Verdauung und bringen Ihnen reichlich Vitamine und Spurenelemente.

► Wenn Sie für ein 3-Gänge-Menü keine Zeit haben, sollten Sie zumindest ein Hauptgericht zu sich nehmen, das immer Proteine, Kohlenhydrate und rohes oder gekochtes Gemüse enthalten sollte; oder essen Sie ein Sandwich aus Vollkornbrot mit einem proteinreichen Belag und rohem Gemüse.

Machen Sie beim Nachhausekommen einen großen Bogen um die schnellen Stimmungsaufheller (Alkohol, zuckerhaltige Getränke, Schokoriegel). Trinken Sie ein großes Glas Wasser.

► Verzichten Sie auf erhitzte Butter, Frittiertes, Soßengerichte, Wurst, Weißmehl (Pizza, Quiche ...), Hamburger, Backwaren, kulinarische Exzesse aller Art und Unmengen solcher Getränke, die die Verdauung belasten und Kopf- und Bauchhirn schwächen.

Gymnastik für die zwei Gehirne

▶ Suchen Sie tagsüber nach Gelegenheiten, zu Fuß zu gehen, Treppen zu steigen ... in Ihrem Tempo. Haben Sie keine Angst, solche Aktivitäten möglichst oft zu wiederholen – paradoxerweise geben sie Ihnen fast sofort einen Wohlfühl-Kick.

▶ Entscheiden Sie bewusst, was Sie tun wollen. Im Haus herumbasteln, gärtnern, joggen? Legen Sie alle 20 Minuten ein paar Minuten Pause ein.

Einen bereits leergepumpten Organismus dürfen Sie auf keinen Fall zu etwas zwingen, das würde Ihre Erschöpfung mit allen Konsequenzen nur verstärken: Krämpfe, Gelenk-, Rücken-, Bauchschmerzen ...

Machen Sie es nicht den Möchtegernsportlern nach, die sich am Wochenende völlig verausgaben und sich dann am Montag vor Schmerzen nicht mehr rühren können. Solche Kraftakte können noch wochenlang nachwirken; sie schwächen den Körper und erhöhen seine Anfälligkeit zum Beispiel für Viren (Grippe, Angina, Bronchitis ...).

Selbstmassagen

► Gehen Sie beim Nachhausekommen unter die Dusche oder nehmen Sie ein Bad (mit zwei Hand voll grobem Meersalz). Machen Sie die Bauchatmung und massieren Sie Ihren Bauch.

► Massieren Sie sich des Öfteren den Kopf oder die Füße, oder gönnen Sie Ihrem ganzen Körper eine leichte Entspannungsmassage – lassen Sie sich von Ihrem Partner oder einem Profi den Rücken massieren. Mit Bauchmassagen vertreiben Sie Ihre Erschöpfung am schnellsten. Massagen und warmes Salzwasser sind bestens geeignet, Sie aus der ständigen Müdigkeit herauszuholen, denn sie entspannen Körper und Seele, und die beiden Gehirne arbeiten wieder harmonisch zusammen.

Sport

Für Ihr Wohlbefinden und Ihre körperliche und seelische Entspannung brauchen Sie eine sportliche Aktivität, die Ihnen Spaß macht und die Sie in Ihrem Tempo mindestens zwei Mal wöchentlich ausüben. Machen Sie anfangs alle 10 Minuten eine kleine Pause, wenn Sie schwimmen, alle 20 Minuten, wenn Sie walken oder joggen, und alle 30 Minuten, wenn Sie Fahrrad fahren. Dann sind Sie am nächsten Tag weder erschöpft noch entmutigt. Im Gegenteil, Sie finden Ihren Rhythmus und freuen sich auf die nächste Trainingseinheit. Sie darf Ihnen auf keinen Fall einen Muskelkater oder Gliederschmerzen einbringen oder Ihre Erschöpfung verschlimmern. Packen Sie sich nach dem Training sofort warm ein, damit Sie sich nicht erkälten. Und trinken Sie viel, wenn Sie als Walker, Jogger oder Fahrradfahrer lange unterwegs waren.

Bauchmeditation

Machen Sie sie zwei Mal täglich. Der Bauch ist das Zentrum unserer Energie. Er ist direkt mit dem Kopfhirn verbunden: Von seiner Gesundheit hängen Ihre körperliche Verfassung, Ihr Wohlbefinden und Ihr Optimismus ab.

Gewichtszunahme

Eine INSERM-Studie kommt zu den folgenden unglaublichen Zahlen: Die Anzahl der Fettleibigen in Frankreich ist in drei Jahren um 25 Prozent gestiegen. Im gleichen Zeitraum hat sich die Anzahl fettleibiger Kinder nahezu verdoppelt!

Die Hauptverantwortlichen für die überflüssigen Kilos, die das Leben so vieler Frauen, Männer und Kinder vergiften und so schwer wieder loszuwerden sind, tummeln sich in unserem Bauch. Es sind Störungen des Nervensystems, die durch Stress, starke Emotionen, Frustrationen etc. verursacht werden und ein chaotisches Essverhalten auslösen (Essbrechsucht, ständiges Naschen zu allen Tages- und Nachtzeiten, Heißhungerattacken, Bevorzugung von zu schweren, zu fetten, zu süßen Speisen). Der Bauch leidet, bläht sich auf, verkrampft sich, scheidet nicht richtig aus und legt Reserven an, die sich überall im Körper ansammeln. Und die Figur entstellen.

Wenn der Kreislauf von Nahrungsaufnahme und Ausscheidung reguliert und die Harmonie zwischen Kopf- und Bauchhirn wiederhergestellt wird, nehmen Sie unweigerlich ab, und zwar ohne anschließenden Jojo-Effekt. Der Bauch ist nicht nur eine Fabrik zur Nahrungsumwandlung, er produziert auch Immunzellen und Neurotransmitter mit komplexen Funktionen, die mit dem Kopfhirn verbunden sind und mit ihm harmonisch zusammenarbeiten (sollten). Wenn Sie den Bauch behandeln, beeinflussen Sie daher auch psychische Störungen (Angst, Nervosität, Schüchternheit, Überempfindlichkeit) günstig, die für die Gewichtszunahme mitverantwortlich sind.

Parallel zu einer bewusster gewählten und besser getimten Ernährung empfehle ich folgende Maßnahmen, um den Bauch zu heilen und seine Funktionen optimal wiederherzustellen:

Ernährung

▶ Nehmen Sie gleich nach dem Aufstehen eine warme Dusche und rubbeln Sie Bauch und Taille kräftig ab, damit das Leber-Galle- und das Galle-Bauchspeicheldrüsen-System in Schwung kommen. Putzen Sie sich die Zähne und massieren Sie mit den Fingern das Zahnfleisch, um den nächtlichen Ablagerungen zu Leibe zu rücken und den Speichelfluss anzuregen. So bereiten Sie sich auf die erste Mahlzeit des Tages vor, mit der Ihr Schlankheitsprogramm beginnt.
Nehmen Sie das Frühstück etwa eine Viertelstunde nach dem Aufwachen ein. Wenn Sie es im Liegen einnehmen, bevor das Leber-Galle-Bauchspeicheldrüsen-System richtig aktiv ist, lagern sich in diesem Kreislauf Schlacken ab, was zur Einspeicherung von Fett führt. Wenn Sie andererseits das Frühstück ganz weglassen, werden Galle und Insulin zwar ausgeschüttet, aber da sie nichts zu bearbeiten vorfinden, bilden sie Säure.

▶ Essen Sie regelmäßig und ausschließlich zu den Essenszeiten: drei Mahlzeiten täglich oder drei Mahlzeiten plus ein oder zwei Zwischenmahlzeiten, je nachdem, wie viel Energie Sie für Ihre Arbeit brauchen.

▶ Das Abendessen muss die leichteste Mahlzeit des Tages sein, wenn Sie Fettablagerungen und Verdauungsbeschwerden vermeiden wollen, die auf der Ebene des Kopfhirns den Schlaf stören und den neuroendokrinen Kreislauf durcheinanderbringen. Essen Sie abends möglichst keine Suppen, keine Mengen von Rohkost, keinen Käse und keine zuckerhaltigen Desserts.

Wissenschaftliche Untersuchungen haben bewiesen, dass wir dazu neigen, bei jeder Mahlzeit die gleiche Nahrungsmenge zu essen, um uns gesättigt zu fühlen. Deshalb ist die Auswahl der Nahrungsmittel so wichtig: Entscheiden Sie sich für solche, die möglichst leicht, fettarm und am wenigsten süß sind, damit weniger Kalorien zu Buche schlagen (nehmen Sie statt eines Fruchtjoghurts einen Joghurt natur; wenn Sie die Wahl zwischen zwei Fleischgerichten haben: Entscheiden Sie sich für das leichtere, gegrillte, ohne Sauce). Lassen Sie sich vom idealen Essensfahrplan auf S. 70f. inspirieren.

► Verzichten Sie möglichst auf Getränke mit Zuckerzusatz. Jedes Glas, das Sie trinken, entspricht zwei bis drei Stückchen Zucker. Meiden Sie Alkohol, vor allem hochprozentigen. Ein Glas Wein oder Bier pro Mahlzeit ist erlaubt. Trinken Sie tagsüber immer wieder Wasser (insgesamt zwei Liter), auch bei den Mahlzeiten.

► Wenn Sie meinen, ohne Kaffee (oder Tee) nicht leben zu können: Eine einzige Tasse, nachdem Sie etwas Festes zu sich genommen haben, ist gestattet; aber nie nach 17 Uhr!

Atmung

Meine Bauchatmung hat wegen der mit ihr einhergehenden natürlichen Bauchmassage mehrere Vorteile: Sie reguliert die neurovegetativen Funktionen; sie verbessert den Durchfluss des Verdauungsbreis und entspannt das Kopfhirn, weil sie Endorphine erzeugt. Ihre Pfunde werden dahinschmelzen, wenn Sie langsam, regelmäßig und selektiv essen und die Bauchatmung einbeziehen, denn auf diese Weise sind Kopf- und Bauchhirn in Harmonie. Machen Sie sie vor jeder Mahlzeit, auch den Zwischendurch-Snacks, und vor dem Einschlafen.

Gymnastik für die zwei Gehirne

Sie können unmöglich auf Dauer abnehmen, wenn Sie nicht sportlich aktiv werden – und zwar so, wie es Ihrem Befinden, Ihrem Alter, Ihrer Lebensweise und Ihren Vorlieben entspricht. Wer Gewicht reduzieren will, muss sich bewegen. Der Atem ist der Taktgeber für die Bewegungen, die das Herz-Kreislauf-System stärken, die Durchblutung verbessern und das gespeicherte Fett lösen und entsorgen sollen. Wichtig ist, dass die Bewegungen gleichmäßig sind und das Herz nicht strapazieren; wenn Sie hinterher erschöpft sind, das heißt sich überanstrengen, tritt das Gegenteil von dem ein, was Sie eigentlich erreichen wollten. Die langsamen Bewegungen meiner Gymnastik für die zwei Gehirne, etwa die Bauchübungen, entspannen das Kopfhirn, was zur Folge hat, dass sich die überflüssigen Kilos aus dem Staub machen.

Sport

Die Gymnastik für die zwei Gehirne bereitet Sie auch auf einen Ausdauersport vor. Er stärkt neben Herz und Kreislauf auch das neuromuskuläre System und verschlankt Ihre Figur. Medizinisch ist erwiesen: Ein Ausdauersport, der für jeweils mindestens 45 Minuten betrieben wird, greift die Fettreserven an. Wichtig dabei ist, dass das Fett wegschmilzt, die Muskelmasse aber erhalten bleibt. Lassen Sie sich zu dem Sport, der Ihnen Spaß macht, so oft wie möglich verführen, mindestens aber drei Mal pro Woche. Hören Sie sofort mit dem Training auf, wenn Sie müde werden oder aus der Puste kommen. Machen Sie in diesem Fall erst am nächsten Tag weiter. Wenn Sie abnehmen wollen, dürfen Sie das Herz nie überanstrengen.

Selbstmassagen

Jede Gewichtszunahme geht mit einer Funktionsstörung des neurovegetativen Systems einher. Selbstmassagen, vor allem über den Nervengeflechten, verbessern die Durchblutung, was die Drüsen und Organe anregt. Wenn sie wieder optimal arbeiten, können sie Toxine ausscheiden und die Einlagerung von Fetten verhindern. Weitere Folge der Bauch-Selbstmassage: Die Wärme der Hand entspannt das Kopfhirn – und die bedeutende Rolle der seelischen Entspannung für die Gewichtsreduktion ist hinlänglich bekannt.

Bauchmeditation

Keine Frage – beim Fortschaufeln überflüssiger Pfunde hat sie eine wichtige Funktion. Sie versöhnt die beiden Gehirne und bekämpft die Folgen von Stress, Ängstlichkeit, Schüchternheit und Überempfindlichkeit, die allesamt negativ sind, weil sie auf sämtlichen Ebenen zu Spannungen führen ... und dick machen. Die abendliche Meditation sorgt für eine gute Verdauung und wirkt sich vorteilhaft auf den Schlaf aus, der im großen Chor der Schlankheitskomponenten ebenfalls ein Wörtchen mitredet.

Herz-Kreislauf-Beschwerden

Lange Zeit galt das Herz als zweites Gehirn. Diese Vorrangstellung hat es nun zu Gunsten des Bauches verloren. Allerdings hat es weiterhin das Privileg, bei den krankhaften Veränderungen an erster Stelle zu stehen. Seit ich therapeutisch arbeite, weiß ich, dass die Gefahr schwerer Herz-Kreislauf-Schäden wesentlich kleiner ist, wenn der Bauch gesund ist oder wieder wird. Die Risiken stehen im Allgemeinen in einem direkten Zusammenhang mit den Ablagerungen des »schlechten« Cholesterins, einem zu hohen Blutzuckerspiegel (Diabetes) oder einer generellen Verschlackung des Gefäßsystems. Diese Angriffe auf unsere Gesundheit bahnen sich im Bauch an. Ein krankes Herz wird behandelt, und auf diesem Gebiet wurden tatsächlich spektakuläre Fortschritte erzielt. Aber man sollte schon lange vorher an die Gesundheit des Bauchs und seine Verbindung zum Kopfhirn denken. Hier ist noch viel Arbeit zu leisten.

Auch wenn ich mich wiederhole – ein kranker Bauch, chronische Verdauungsbeschwerden auf Grund einer mangelhaften Darmflora strapazieren den Kreislauf. Er muss zur Bekämpfung der Entzündung im Darm mehr Blut herantransportieren, was den Herzrhythmus progressiv immer stärker beschleunigt (Symptome: Kurzatmigkeit, Schmerzen im Brustkorb, Kopfweh, Depression, Turbulenzen im Kopfhirn). Es mag überraschen, aber die Verbindung zwischen dem Gehirn im Schädel und dem Herzen verläuft über den Bauch. Vor kurzem wurde außerdem ein vom Bauch erzeugter Neurotransmitter entdeckt, das Neurotrophin, das für die Steuerung des Blutdrucks wichtig ist. Der Bauch, unser bislang unbekanntes zweites Gehirn, ist also an zahlreichen Herzbeschwerden beteiligt. Ich weiß jetzt jedenfalls, warum meine Bauchbehandlungen so oft einen zu hohen oder zu niedrigen Blutdruck regulieren konnten; Patienten, die im Allgemeinen extrem angespannt waren, bekamen so wieder Hoffnung und fühlten sich gleich viel wohler: Sie hatten sich für herzkrank gehalten!

Atmung

Die Bauchatmung stärkt und schützt auf Grund ihrer vielen Pluspunkte den Herzmuskel und das gesamte Herz-Kreislauf-System: Sie verbessert die Sauerstoffversorgung des gesamten Körpers und weitet den Brustkorb. Weil sie die Serotoninproduktion ankurbelt, beschränkt sie die unangenehmen Folgen von Stress, die dem Herzen via Kopfhirn gefährlich werden können. Es ist außerdem bekannt, dass Stress bei Frauen den Östrogenspiegel senkt und also einen natürlichen Schutzfaktor ausschaltet (Frauen vor den Wechseljahren haben weniger Herzattacken als Männer).

Ernährung

Essen Sie langsam und regelmäßig, verteilen Sie die tägliche Nahrungsmenge auf mehrere kleine Mahlzeiten und wählen Sie Ihre Nahrungsmittel bewusst aus. Wie eine Studie des Teams um Silvia Titan (Cambridge) mit 15 000 Testpersonen zwischen

45 und 75 bestätigte, bewirkt dies eine Senkung des Gesamt-cholesterins und des (»schlechten«) LDL-Cholesterins.

Das Bauchhirn wird zu einem mächtigen Verbündeten beim Schutz vor Herzleiden, wenn Sie: Lebensmitteln den Vorzug geben, die viele Antioxidanzien enthalten (siehe S. 97ff.); zu jeder Mahlzeit Obst und Gemüse essen (Ballaststoffe); nicht zu schwer, zu fett oder zu süß essen – all diese Faktoren für Fettleibigkeit und Diabetes lenken zu viel Blut in den Bauchraum.

Nikotin, das die meisten antioxidativen Vitamine (vor allem Vitamin C) zerstört, die vom Bauch aus verteilt werden, erhöht das Risiko von Herzkrankheiten. Es greift die Gefäße an, führt zu einer Verhärtung der Arterien einschließlich der Bauchaorta und begünstigt das Auftreten von Ablagerungen in den Arterien (Cholesterin). Sie können die Arterien so stark verstopfen, dass diese schließlich völlig blockiert sind.

Wein enthält antioxidative Substanzen (Tannine, Flavonoide). Ich empfehle deshalb, ein (maximal zwei) Glas Wein pro Mahlzeit zu trinken, auf Aperitifs und Digestifs dagegen zu verzichten. Auch eine Tasse grüner oder schwarzer Tee morgens oder nach dem Mittagessen wirkt der Flavonoide wegen antioxidativ und beugt Herz-Kreislauf-Schäden vor.

Sport

Eine regelmäßige, moderate körperliche Bewegung, die dafür sorgt, dass der Bauch gut in Form bleibt, wirkt sich bekanntlich positiv auf Arteriosklerose aus, die Hauptverantwortliche für Herzbeschwerden. Die *American Heart Association* hat dies bei ihrem letzten Kongress bestätigt. Hier ein Auszug aus dem Bericht: »Eine regelmäßige körperliche Bewegung von geringer Intensität, etwa vier oder fünf Mal pro Woche Walken, hat den Spiegel des C-reaktiven Proteins im Blut gesenkt und die Funktion der Zellen verbessert, die die Blutgefäße auskleiden. Dies wurde vor allem bei Männern beobachtet, die genetisch für Herz-Kreislauf-Erkrankungen anfälliger sind.«

Selbstmassagen

Alle Massagen, insbesondere am Bauch, führen zu einer besseren Sauerstoffversorgung des Blutes und – wegen der Verbindung zum Kopfhirn – zur Entspannung. Das Herz profitiert davon. Sie können die Sauerstoffzufuhr verstärken, wenn Sie zusätzlich Brustkorb und Kopf massieren.

Bei einer Massage des Brustkorbs massieren Sie auch das Herz, wodurch die Durchblutung im Bauchbereich verbessert wird; dies wiederum wirkt sich günstig auf die Assimilation der Nahrung und auf die Ausscheidung aus.

Bauchmeditation

Sie baut Stress ab und senkt daher das Risiko von Herz-Kreislauf-Erkrankungen. Eine sehr gründliche Studie des amerikanischen *National Institute of Heart* hat soeben festgestellt, dass Meditieren, das heißt eine spirituelle Aktivität, das Schlaganfall- und das Herzinfarktrisiko senkt.

Kopfschmerzen und Migräne

Migräne und Kopfschmerzen haben ihren Ursprung oft in einem Bauch, dessen Gesundheit zu wünschen übrig lässt; sie entstehen auch durch chronische Verdauungsbeschwerden, eine gestörte Darmflora, Probleme im Leber-Galle-Bereich oder durch eine Disharmonie der beiden Gehirne. Migräne und Kopfschmerzen sind eine echte Volkskrankheit. Sie treten auf, wenn sich Blutgefäße im Kopf ausdehnen und entzünden – die Gründe dafür sind unklar. Ich bin mir sicher, dass der Bauch, unser zweites Gehirn, bei der Auslösung dieser Attacken eine Rolle spielt: Viele Migränepatienten leiden unter Übelkeit, was bis zum Erbrechen gehen kann. Ich glaube, dass Migräne und Kopfschmerzen in den meisten Fällen durch eine Störung des Leber-Galle- und des Galle-Bauchspeicheldrüsen-Systems verursacht werden.

Manchmal hat es mich selbst überrascht, aber durch die Wiederherstellung der Bauchgesundheit konnte ich in vielen Fällen seit Jahren bestehende Migräne- oder Kopfschmerzattacken lindern oder ihre Häufigkeit verringern. Mit meiner Entspannungsatmung, der richtigen Ernährung, einem Sport, der Ihnen Spaß macht, und meiner Bauchmeditation wird die unerlässliche Harmonie der zwei Gehirne auf eine solide Basis gestellt, die Migräneneigung bessert sich spektakulär, und Kopfschmerzen anderer Art gehören auf Dauer der Vergangenheit an.

Bauchatmung

Sie spielt eine ganz wichtige Rolle, weil vor allem nervöse, ängstliche, angespannte, überempfindliche Menschen unter Migräne und Kopfschmerzen leiden. Meine Bauchatmung entspannt das Kopfhirn, weil sie es mit Glückshormonen versorgt, was in vielen Fällen die Anzahl der Attacken und die Schmerzen verringert. Einer Erweiterung der Blutgefäße am Kopf beugt sie vor.

Planen Sie pro Tag sieben bis acht Bauchatmungsserien mit jeweils fünf Atemzügen ein.

Ernährung

► Essen Sie langsam, regelmäßig und in Ruhe. Lassen Sie keine Mahlzeit aus (Diäten, bei denen die Anzahl der täglichen Mahlzeiten verringert wird, sind ein Kopfschmerzfaktor). Alle Exzesse in puncto Ernährung oder Stimulanzien (Alkohol, Nikotin) begünstigen die Gefäßerweiterung und können einen Anfall auslösen.

► Mein Rat: Trinken Sie, wenn Sie den Schmerz kommen fühlen, sofort, aber ganz langsam, einen warmen Kaffee oder ein kaltes Cola-Getränk. Nach 15 oder 16 Uhr sollten Sie diese Empfehlung allerdings weniger beherzigen!

► Verzichten Sie nach Möglichkeit auf Soßengerichte, erhitzte Fette, Frittiertes, Wurst, Schmelzkäse, Backwaren und Weißmehl.

► Essen Sie bevorzugt Gemüse, »langsame« Zucker, Obst – frisch und naturbelassen.

Bauchmeditation

»Ich habe Kopfschmerzen!« Das erste Gehirn leidet. Das Zweite kommt ihm mit der Bauchmeditation zu Hilfe. Sie reguliert die Blutzufuhr zu den Arterien und lindert Schmerzen.

Kosmetische Probleme

Schönheit geht vom Bauch aus. Eine zarte, glatte Haut, ein strahlender Teint, glänzendes, fülliges Haar, kräftige Nägel, gesunde Zähne, ein flacher Bauch, ein schlanker Körper ohne Zellulite, ein knackiger Po, eine grazile Taille sind nur möglich, wenn der Bauch vollkommen gesund ist.

Wahre Schönheit stellt sich nur ein, wenn Kopf- und Bauchhirn in Harmonie sind, wenn dieser unerlässliche Einklang vorhanden ist, den ich in diesem Buch immer wieder anspreche und der die Quelle für Ruhe, Gelassenheit, Selbstvertrauen und Ausgeglichenheit ist. Heute kann man mit Fug und Recht behaupten, dass eine Schönheit, die auf Natürlichkeit beruht, zwei Grundlagen hat: einen gesunden Bauch und seine Harmonie mit dem Kopfhirn.

Wie komme ich zu dieser Verknüpfung von Bauch und Schönheit? Weil der Bauch die wertvollen Nahrungsbestandteile zunächst aussondert und dann im ganzen Körper verteilt. Weil Hautzellen sich in einem sehr schnellen Rhythmus erneuern – schneller als Nieren- oder Leberzellen. Die Hautzellen sind die letzten, an die das Blut seine Nährstoffe verteilt, und damit die ersten, die unter Ernährungsmängeln zu leiden haben.

Aus meiner Erfahrung heraus kann ich sagen, dass die für die Schönheit unentbehrlichen Vitamine einen vollkommen gesunden Bauch verlangen, das heißt eine Darmflora, in der keine extremen Gärungsprozesse stattfinden (chronische Verdauungsbeschwerden). Eine solche Darmflora kann die Vitamine resorbieren und verteilen und die Schadstoffe, jene großen Feinde der Schönheit, entsorgen. In meiner Praxis habe ich oft Frauen behandelt, die auf ihre Ernährung achteten, langsam und regelmäßig aßen und trotzdem große Probleme mit ihrer Haut hatten, die sie dann mit Cremes und Medikamenten zu beheben versuchten. Bei all diesen Frauen war der Bauch verspannt und schmerzhaft – ein Zeichen für chronische Verdauungsstörungen. Nachdem ich ihren Bauch behandelt hatte, bekam ihre Haut ihr Strahlen zurück, sie war weniger trocken, Fältchen wurden gemildert, Haarausfall hörte auf, die Hautprobleme verschwanden. Cremes und andere Produkte zum Auftragen erwiesen sich als weit weniger wirksam.

Wenn Sie Ihren Bauch gut behandeln, verbessern Sie Ihr Immunsystem, und Ekzeme, Schuppenflechte und selbst hartnäckige Akne verabschieden sich auf Nimmerwiedersehen.

Ernährung

Damit die Zellen außen am Körper (Haut, Haare, Nägel) gut versorgt werden und der Alterungsprozess der Haut hinausgezögert wird, muss der Bauch die unentbehrlichen Vitamine, Antioxidanzien gegen freie Radikale (siehe S. 97ff.) und bestimmte essenzielle Fettsäuren resorbieren und verarbeiten. Gehen Sie nicht der Zuckerspirale in die Falle – Zucker löst im Darm Gärungsprozesse aus, die unter anderem zu unschöner Zellulite führen. Die *B-Vitamine* stehen im Kampf um die Schönheit an erster Stelle:

▶ B_1: Antioxidanz, garantiert die gute Assimilation der Kohlenhydrate und die Umwandlung der Fette in Energie.

► B_2: Sichert die Qualität von Haut, Nägeln und Haaren; unerlässlich, damit die Zellen auf Dauer richtig funktionieren. Seine Wirkung wird verstärkt durch Vitamin A.

► B_3: Ganz wichtig für die Zellen, die es für die Sauerstoffverwertung brauchen. Schützt vor den negativen Folgen von Sonnenlicht.

► B_5: Als Antioxidanz wirkt es dem Alterungsprozess entgegen und ist das wichtigste Vitamin dieser Gruppe: schützt Haut, Schleimhäute und Nägel.

► B_6: Reguliert die Talgsekretion; sein Fehlen kann die Ursache für Ekzeme und Haarausfall sein. Wirkt auch antioxidativ.

► B_8: Notwendig für Kreislauf und Haut. Bei einem Mangel sind Haarausfall und Dermatitis die Folge.

► B_9: Trägt zur Produktion von roten Blutkörperchen bei, die für unsere Immunabwehr wichtig sind: Zellvermehrung und Hauterneuerung.

► B_{12}: Verbessert die Hautqualität generell und den Teint – lässt ihn strahlen.

B-Vitamine sind enthalten in:

► Vollkorngetreide, Bierhefe, Weizenkeime.

► Hülsenfrüchten und Soja.

► Frischem grünem Gemüse: Spinat, Zucchini, Kohl, Kopfsalat, Lauch, grüne Bohnen ... Knoblauch, Zwiebel, Pilze, Avocado.

► Magerem Fleisch und Innereien: Leber, Nieren, Schinken.

► Geflügel.

► Fischen und Krustentieren: Thunfisch, Kabeljau, Seezunge, Sardinen, Hering, Krabben, Garnelen, Austern ...

► Eiern.

► Milchprodukten: Milch, Käse.

► Ölfrüchten: Nüsse.

► Obst: Mandeln, Kastanien, Bananen, Datteln, Feigen.

Die aggressivsten Feinde der Schönheit sind bekanntlich Alkohol und Stimulanzien in Mengen, Nikotin und die Sonneneinwirkung, die Hautkrebs verursacht; die Anzahl der gefährlichen Melanome ist stark im Steigen begriffen.

Atmung

Sie ist eine Verbündete Ihrer Schönheit. Weil sie vom Bauch kommt, beschleunigt sie die Ausscheidung von Toxinen und verzögert auf Grund der besseren Durchblutung die Hautalterung: Die Fibroblasten, spezialisierte Zellen im faserigen Bindegewebe, verlieren weniger Kollagen oder behalten ihre Reserven. So wird die Faltenbildung vermieden.

Machen Sie meine Entspannungsatmung jedes Mal, wenn Sie emotional aufgewühlt, verärgert oder gestresst sind.

Gymnastik für die zwei Gehirne

Ein muskulöser, flacher Bauch ist ein Garant der Schönheit. Damit Sie Ihren flachen Bauch behalten (oder wieder bekommen), gibt es nichts Besseres als meine Gymnastik für die zwei Gehirne, die Gärungsprozesse, chronische Verdauungsstörungen und Zellulite zum Verschwinden bringt. Diese Gymnastik beeinflusst auch alle anderen Körperbereiche; sie schützt vor Zellulite und modelliert den Körper an den Stellen, auf die Sie sich konzentrieren. Da diese Gymnastik beide Gehirne anspricht, können Sie sich vorstellen, wie Sie schlanker werden und Fröhlichkeit und Selbstvertrauen zurückgewinnen.

Selbstmassagen

Ihre Schönheit profitiert vor allem, wenn Sie Gesicht, Kopf und Bauch massieren. Die Selbstmassage von Gesicht und Kopf stimuliert die Nerven auf dem Schädel (und den Vagusnerv) und beruhigt so das Nervensystem, aktiviert die Energie und führt zu einer Entspannung, die Fältchen glättet und Verspannungen löst. Die Massagen beleben und glätten die Haut, beseitigen Tränensäcke unter den Augen (die oft auf Störungen im Leber-Galle-System hinweisen) und lassen Fettpolster wegschmelzen, die eine neurovegetative Störung anzeigen.

Die Bauchmassagen vermehren die Einsprießung neuer Gefäße ins Bindegewebe und beseitigen Hautunreinheiten, machen die Haut geschmeidiger und schmirgeln Zellulite weg. Eine Selbstmassage des Bauchs beeinflusst den ganzen Körper positiv. Wenn Frauen sich darauf beschränken, ihre kosmetischen Probleme lokal zu behandeln, ohne zum Wesentlichen zu kommen, nämlich der Bauchgesundheit, bleiben ihnen Enttäuschungen nicht erspart.

Sport

Weil ein Sport, der Ihnen Spaß macht, die Spannungen in Ihrem Bauch beseitigt, wirkt er sich auf die Schönheit in zweierlei Hinsicht günstig aus: Er regt die Durchblutung in den tiefen Körperschichten genauso an wie an der Peripherie, stimuliert so alle Körpersysteme und vertreibt Toxine aus dem Bindegewebe. Ohne das regelmäßige Ausüben eines Ausdauersports gibt es keine bleibende Schönheit (siehe S. 109). Egal ob Sie walken, golfen, Fahrrad fahren oder schwimmen, ob Sie sich für Skilanglauf oder Inline-Skating entscheiden – Sport verstärkt und verlängert die Wirkung aller äußerlichen Behandlungen.

Bauchmeditation

Die wahre Schönheit ist bei Männern wie Frauen auch ein Leuchten, das von innen kommt, und ein Spiegel ihrer Persönlichkeit. Die Bauchatmung lässt Ihr wahres Wesen zum Vorschein kommen, das, was Sie ohne Mogelei und Schminke sind. Denn schön sein bedeutet vor allem, dass Sie Sie selbst sind, in Harmonie mit beiden Gehirnen.

Krebs

Der Bauch produziert zwischen 70 und 80 Prozent unserer Immunzellen, und man weiß, dass ein geschwächtes Immunsystem eine von mehreren Ursachen für Krebsgeschwulste ist.

Deshalb kann ich nicht deutlich genug darauf hinweisen, wie wichtig der Bauch im Hinblick auf Krebs ist – sein Auftreten, seine Behandlung und seine eventuelle Heilung (über 50 Prozent aller Krebspatienten werden heute endgültig geheilt, wenn man alle Krebsarten zusammennimmt).

Sehr oft konnte ich Krebspatienten helfen, ihre Behandlung (Operation, Chemotherapie, Bestrahlung) besser zu vertragen, psychisch wieder in die Balance zu kommen, ein normales Leben zu führen und sogar ihre Krankheit zu besiegen. Was ich getan habe? Ich brachte ihren schmerzenden, verkrampften, aufgeblähten, kranken Bauch wieder in Ordnung.

Ich glaube, dass sich in Zukunft noch bessere Resultate im Kampf gegen den Krebs erzielen ließen, wenn Medizin, Lebensweise und Bauchbehandlungen noch enger ineinandergreifen würden.

Ernährung

Tausende von Büchern und wissenschaftlichen Arbeiten beschäftigen sich mit dem Thema, wie wichtig der Bauch und die Ernährung bei der Entstehung und Behandlung von Krebs sind. Man geht davon aus, dass 30 Prozent der Krebsfälle in den Industrieländern mit Ernährungsfaktoren zusammenhängen (europäische EPIC-Studie unter Leitung von Dr. Riboli, die 2001 mit 500 000 Personen aus zehn Ländern durchgeführt wurde).

Ich bin davon überzeugt, dass eine abwechslungsreiche Ernährung mit viel Obst und Gemüse (Antioxidanzien), wie ich sie in diesem Buch vorstelle, das Krebsrisiko verringert.

Vermeiden Sie insbesondere:

▶ Lebensmittel, die reich sind an freien Radikalen und den Körper oxidieren: Fleisch, Fisch, Würstchen, Kartoffeln, die auf dem Grill zubereitet wurden und deren verkohlte Teile mitgegessen werden.

Professor Henri Joyeux, Krebsforscher in Montpellier, schreibt: »Auf dem Grillrost zubereitetes Fleisch hat die gleiche Krebs erregende Wirkung wie 1000 Zigaretten.«

▶ Mehrfach verwendete Öle, erhitzte Butter, Obst, das überreif und deshalb eventuell angeschimmelt ist oder Pestizidrückstände hat.

▶ Weißmehlprodukte: Toastbrot, Pizzas, industriell hergestellte Backwaren, bestimmte Frühstückszerealien.

▶ Ein Übermaß an Milchprodukten (Ausnahme: Ziegenkäse): Zu viel Kalzium zerstört Vitamin D.

▶ Alle Nahrungsergänzungsmittel, deren zunächst vorteilhafte Wirkung sich ins Gegenteil verkehren kann.

Ein gesunder Bauch hilft, eine Krebserkrankung vorzubeugen, wenn Sie die folgenden Lebensmittel bevorzugen:

▶ Soja, Brokkoli, Zwiebeln, Endivien, Sellerie, Reis, Sesam, Kichererbsen, dicke Bohnen, Bitterschokolade etc. (siehe die Übersicht über die Antioxidanzien auf S. 97ff.).

Atmung

Meine Bauchatmung regt die Durchblutung an, beschleunigt im Bauch die Produktion von Immunzellen und führt in Verbindung mit dem Kopfhirn zu seelischer Entspannung. Sie wirkt sich eindeutig positiv auf die Krebsvorbeugung aus. Toxine werden schneller ausgeschieden, was die Ausbreitung der Krebszellen möglicherweise bremst. Leider kann ich diesen persönlichen Eindruck nicht beweisen.

Selbstmassagen

Bis zu einem gewissen Grad können Sie selbst Ihren Bauch durch sehr behutsames Kneten und Walken lockern, entkrampfen und Ihrem gesamten neurovegetativen System zu einer besseren Gesundheit verhelfen.

Sport

Eine sportliche Aktivität, die Ihnen Spaß macht, lässt Sie leichter über die Depression hinwegkommen, die sich nach der Diagnose »Krebs« einstellen kann. Sie wirkt außerdem der Schwächung des neurovegetativen und des neuromuskulären Systems entgegen und regt die Abwehrmechanismen des Körpers zu verstärkter Aktivität an. Da eine Krebserkrankung immer mit allgemeiner Abgeschlagenheit einhergeht, sollten Sie es mit der Ausübung der gewählten Sportart nicht übertreiben.

Bauchmeditation

Die Bauchmeditation beeinflusst alle seelischen Faktoren, die beim Auftreten und bei der Heilung von Krebs eine Rolle spielen. Die Bedeutung der seelischen Faktoren wird von allen Spezialisten anerkannt. Es ist über Krebsgeschwulste berichtet worden, die sich nach einer starken Emotion oder einer Veränderung des »mentalen Klimas« spontan zurückgebildet haben oder sogar definitiv verschwunden sind. Ich bin überzeugt, dass die intensive Beschäftigung mit dem Bauch die Effizienz einer Behandlung verstärken und die Heilung unterstützen kann.

Lebensmittelallergien

Allergische Beschwerden werden immer häufiger, Sie brauchen sich nur umzusehen. Statistiken belegen: Lebensmittelallergien – Ursache für Verdauungsstörungen, Erbrechen, Ekzeme, Nesselausschlag und das Quincke-Ödem – haben sich in den vergangenen 20 Jahren verfünffacht, vor allem bei Kindern. Die ebenfalls zunehmenden Atemwegs-Allergien handle ich unter dem Stichwort »Asthma« ab (S. 165).

Wenn ein Patient eine Allergie anspricht, wende ich mich (wie immer) seinem Bauch zu. Denn wenn Sie ihn behandeln und die sieben Grundlagen meiner Methode umsetzen, ist es fast immer möglich, die Allergie in den Griff zu bekommen, den zeitlichen Abstand zwischen Anfällen zu verlängern und sie sehr oft ganz zum Verschwinden zu bringen. Dabei ist es unerheblich, ob es sich um eine Lebensmittelallergie (sehr viele Lebensmittel werden als Allergieauslöser verdächtigt) oder um eine Atemwegsallergie handelt (durch die Luftverschmutzung, Pollen, Milben etc.), und in welcher Form sich die Allergie äußert (Asthma, Nebenhöhlenentzündung, Ekzem, Pickel, Bauchschmerzen).

Jeder Allergiker ist es gewohnt, seine Beschwerden mit Medikamenten zu bekämpfen, den berühmten Antihistaminika. Tatsächlich führen sie im Allgemeinen zu einer Besserung, aber zu welchem Preis! Alle Antiallergika übersäuern den Magen, was chronische Verdauungsbeschwerden und eine – auf der Ebene des Kopfhirns wahrgenommene – allgemeine Erschöpfung zur Folge hat.

214

Hinter jeder Allergie steht ein Bauch, der in schlechter Verfassung ist, ein Bauch, dessen Darmflora bereits gestört ist. INSERM-Studien am Pariser Hôpital Necker haben vor kurzem die Mechanismen für Allergie-auslösende Unverträglichkeiten mit den Abläufen in Verbindung gebracht, die für Störungen der Darmtätigkeit verantwortlich sind.

Es versteht sich von selbst, dass zunächst der unmittelbare Allergieauslöser beseitigt werden muss. In den meisten Fällen jedoch reicht dies nicht aus. Auch der Wiederaufbau einer guten Darmflora und die Entspannung des Gehirns im Schädel muss in Angriff genommen werden. Dann haben Sie gute Chancen, Ihre Allergieprobleme ein für alle Mal loszuwerden.

Ernährung

Milchprodukte, vor allem Kuhmilch, sind bei vielen Allergien die Hauptmissetäter. Drei Viertel aller Personen können ab einem Alter von 14 oder 15 Jahren kein Milcheiweiß mehr verdauen. Andere Allergieauslöser sind: Eier, Erdnüsse, Haselnüsse, Walnüsse, Milchschokolade, manchmal auch Fisch oder das in Gebäck oft verwendete Lupinenmehl – es soll dort die Eigenschaften des Weizenmehls verbessern und wird bei der Angabe der Inhaltsstoffe nie genannt. Auch Konservierungs- und andere Zusatzstoffe (etwa Inulin, das wegen seines »Ballaststoffeffekts« zugesetzt wird und manchmal in Butter, Eiskrem, Joghurt, Frühstückszerealien, Süßigkeiten etc. zu finden ist) werden für Lebensmittelallergien verantwortlich gemacht.

Ein weiterer Faktor, der Lebensmittelallergien begünstigt, ist ein extremer Säuregehalt des Speisebreis im Magen. Er stellt sich ein, wenn Sie schnell und unregelmäßig essen, es übertreiben mit Tee, Kaffee, Alkohol, Nikotin (auch als Passivraucher), Kuchen und Gebäck (vor allem auf der Basis von Auszugsmehl) oder regelmäßig Medikamente nehmen. Zuweilen wird auch auf das Risiko hingewiesen, das schlechte Zähne darstellen (Karies).

Interessant ist, dass ein Lebensmittel zwar katastrophale Folgen haben kann, wenn Sie normal viel von ihm essen, in vielen Fällen aber vertragen wird, wenn es nur als Mini-Portion auf Ihren Teller kommt; es kann dann sogar zu einem Antiallergikum werden (Prinzip der Homöopathie). Meine Empfehlung zur Vermeidung allergischer Reaktionen: Wechseln Sie möglichst oft das Restaurant, den Bäcker und Ihren Milch- und Käselieferanten, und essen Sie möglichst frische, naturbelassene Nahrungsmittel.

Essen Sie in Ruhe, langsam und regelmäßig.

Bauchatmung

Sie spielt im Kampf gegen Allergien eine wichtige Rolle, weil sie den Kreislauf anregt und so extreme Gärungsprozesse (chronische Verdauungsbeschwerden) verhindert. Machen Sie sie stündlich.

Sport

In Verbindung mit meiner Bauchatmung stärkt er das Herz-Kreislauf-System, sodass das Blut gut mit Sauerstoff versorgt wird und Schadstoffe aus Bauch, Leber, Drüsen und Organen vertrieben werden. Wer zu Allergien neigt, sollte unbedingt die Aufwärmphase (fünf bis sieben Minuten) und nach dem Training die Regenerationsphase (zehn Minuten) einhalten. Mummen Sie sich nicht zu warm ein, aber trainieren Sie auch nicht halb nackt, damit die Temperatur im Inneren konstant bleibt. Vermeiden Sie Gewaltanstrengungen, die den Grundstoffwechsel durcheinanderbringen und Ihre Allergie verschlimmern können.

Gymnastik für die zwei Gehirne

Sie stärkt den Taillenbereich und stimuliert Leber und Darm, in denen die Schadstoffe sich ansammeln; wenn sie (wieder) in Ordnung kommen, geht das Allergierisiko zurück.

Bauchmeditation

Mindestens ein Mal täglich.

Luftschlucken (Aerophagie)

Kennzeichnend für dieses Phänomen ist zu viel Luft im Bauch, was zu Blähungen, Magenkrämpfen, Magendrücken, einer übermäßigen Sekretion von Magensäften, Mundgeruch, Erschöpfung und Schmerzen im Brustkorb führt, die manchmal mit Herzschmerzen verwechselt werden.

Luftschlucken ist oft die Folge von immer wieder auftretenden Emotionen, von Ängstlichkeit, Angst, Nervosität, Schüchternheit ...

Es tritt immer bei Personen auf, die zu schnell essen und trinken.

Wenn Sie meine Methode befolgen, Ihren Bauch behandeln und so Kopf- und Bauchhirn wieder in Harmonie bringen, werden die Symptome des Luftschluckens sehr schnell zurückgehen und schließlich ganz verschwinden.

Bauchatmung

Führen Sie vor jeder Mahlzeit zur Entspannung und als Vorbereitung auf ein langsames Essen fünf Mal meine Wohlfühlatmung aus. Im Restaurant können Sie sie im Sitzen machen, während Sie die Speisekarte studieren. Kleines Detail: Achten Sie darauf, dass Kleidung und Gürtel nicht zu eng sitzen und den Bauch einschnüren.

Ernährung

▶ Vermeiden Sie es, im Stehen, in einer lauten Umgebung und hastig zu essen.

▶ Trinken Sie nicht zu viel und nicht in einem Zug, schon gar nicht, wenn die Getränke Kohlensäure enthalten oder eisgekühlt sind. Schränken Sie Ihre Flüssigkeitszufuhr bei Tisch ein.

▶ Essen Sie nicht mit krummem Rücken über einen niedrigen Tisch gebeugt.

▶ Essen Sie nicht unmittelbar nach einer großen Anstrengung oder wenn Sie stark schwitzen.

▶ Vermeiden Sie kulinarische Exzesse – sie dehnen den Magen aus.

▶ Vermeiden Sie es, während des Essens viel zu reden.

▶ Achtung: Kaugummikauen verführt zum Luftschlucken.

▶ Packen Sie in eine Mahlzeit nicht zu viel Blähendes hinein: Bohnen aller Art, Linsen, fermentierten Käse, Melonen, rote Beeren, Tomaten zu Beginn der Mahlzeit, Suppen, Gebäck, Honig, Marmelade ... Rohkost als Vorspeise, zucker- oder kohlensäurehaltige Getränke, Toastbrot.

▶ Vorsicht vor den Stimulanzien: Tee, Kaffee, Alkohol, Nikotin ... vor allem auf nüchternen Magen.

▶ Verteilen Sie die tägliche Nahrungsmenge auf fünf kleine, leichte Mahlzeiten, die Sie in einem ruhigen Ambiente langsam zu sich nehmen und so lange kauen, bis die Lebensmittel im Mund zu Brei geworden sind.

Sport

Vergessen Sie nicht, Ihr Kopfhirn zu entspannen. Das geht sehr gut, wenn Sie mindestens zwei oder drei Mal wöchentlich für mindestens 45 Minuten einem Ausdauersport nachgehen.

Selbstmassagen

Verbinden Sie die Streichbewegungen der Selbstmassage mit meinen Atemübungen, bevor Sie sich an den Tisch setzen. Es gibt gegen das Luftschlucken einen ganz speziellen Punkt; er liegt unterhalb der Rippen im Oberbauch, und zwar auf der Höhe des Magens am Unterrand des Brustbeins (Solarplexus). Streichen und kneten Sie diesen Punkt, auch durch Ihre Bekleidung hindurch (siehe S. 140).

Magenschleimhautentzündung (Gastritis)

Zu den Symptomen einer Magenschleimhautentzündung gehören saures Aufstoßen, Sodbrennen, Magenkrämpfe, Magendrücken, Übelkeit, Rülpsen und unter Umständen Mundgeruch.

All diese Phänomene sind darauf zurückzuführen, dass im Magen zu viel Salzsäure vorhanden ist. Die Ursachen hierfür sind zahlreich: Stress, Nervosität, schlechte Ernährung, chaotisches Essverhalten, chronische Verdauungsbeschwerden.

Eine vernachlässigte oder unzureichend behandelte Gastritis kann sich zu einem Magengeschwür auswachsen oder, in Bezug auf den Darm, zu einer Dickdarmentzündung oder einem Reizdarm führen. In jedem Fall strapaziert sie beide Gehirne.

Bauchatmung

Machen Sie vor dem Essen mindestens fünf Minuten meine Bauchatmung, damit Angst und Nervosität vergehen.

Ernährung

Jede Gastritis kann schnell ausheilen – vorausgesetzt, Sie essen langsam, regelmäßig, nicht zu viel, aber abwechslungsreich, und verzichten auf säurebildende Lebensmittel.

► Fangen Sie morgens mit dem Anti-Übersäuerungs-Frühstück an (siehe S. 101).

► Setzen Sie sich möglichst nicht an den Tisch, wenn Sie nervös, emotional aufgewühlt oder verärgert sind.

► Essen Sie in Ruhe – ohne fernzusehen, denn das verstärkt oft den Stress.

► Essen Sie im Sitzen an einem Tisch und so, dass Sie sich nicht zu Ihrem Teller herunterbeugen müssen. Es trägt auch nicht zur Entspannung bei, wenn Sie sich zum Teller hochrecken müssen, weil der Stuhl zu niedrig ist.

► Essen Sie langsam, damit die Speisen gut eingespeichelt werden, und kauen Sie gründlich, damit sich die zerkleinerte Nahrung mit dem Speichel vermischen kann.

► Verzichten Sie möglichst auf zu üppige Mahlzeiten, die Sie zudem noch mit reichlich Alkohol begießen.

► Vorsicht vor Frittiertem, stark gewürzten oder mit viel Essig angemachten Gerichten, frisch zubereitetem oder abgepacktem Fruchtsaft (besonders auf nüchternen Magen), kohlensäurehaltigen Getränken, zu heißen oder eiskalten Getränken …

► Vermeiden Sie Stimulanzien, vor allem auf nüchternen Magen: Tee, Kaffee, Nikotin und Hochprozentiges (Aperitifs, Digestifs).

► Verzichten Sie auf Süßes: Honig, Konfitüre, Backwaren, Kekse … All diese Lebensmittel übersäuern den Magen und sorgen dafür, dass die Magenschleimhautentzündung weiter existiert.

► Bitte beachten Sie: Karies, eine Zahn- oder eine Zahnfleischentzündung können Ursache einer Übersäuerung sein.

Selbstmassagen

▶ Reinigen Sie sofort morgens nach dem Aufwachen Ihren Mund und massieren Sie Ihr Zahnfleisch mit den Fingern.

▶ Putzen Sie sich nach jeder Mahlzeit die Zähne.

▶ Massieren Sie zwei bis drei Minuten den Bereich des Sonnengeflechtes oberhalb des Magens, um eventuelle Zellulite-Areale auf Brustkorb und Bauch zu beseitigen (siehe S. 140). Diese Massage entspannt, was bei der Bekämpfung von Gastritis eine zentrale Rolle spielt.

Gymnastik für die zwei Gehirne

Machen Sie sie zwei Mal täglich, morgens vor dem Frühstück und abends vor dem Abendessen, bis Ihre Beschwerden vollkommen abgeklungen sind. Um einen Rückfall zu vermeiden, sollten Sie anschließend die Übungen einmal täglich (morgens) in Ihren Tagesplan aufnehmen.

Bauchmeditation

Sie ist bei allen Fällen von Gastritis sehr wichtig, weil sie die beiden Gehirne harmonisiert und die Übersäuerung behebt. Erstaunlich, aber wahr: Der beste Zeitpunkt zu ihrer Ausführung ist ... vor dem Frühstück, bei dem fast immer Stress und Hektik herrschen.

Rückenschmerzen, Rheuma (Arthrose, Arthritis)

Es wirkt paradox, aber wenn Sie Ihre Rückenschmerzen abstellen wollen, müssen Sie als Erstes Ihren Bauch behandeln.

In meinem vorherigen Buch, *Plus jamais mal au dos*, habe ich beschrieben, dass ich mich dem Bauch des – von dieser Geste oft überraschten – Patienten zuwende, wenn er mich bittet, mich um seine Rückenschmerzen zu kümmern. Ich sehe mir zunächst seine Körperhaltung an: Ein aufgeblähter, sich vorwölbender Bauch beeinträchtigt die Statik der Wirbelsäule und verursacht Rückenschmerzen. Beim Abtasten finde ich immer einen verspannten, schmerzenden Bauch voller Luft vor; er ist der Ursprung einer Übersäuerung, die sich in den Muskeln und im Gelenkbereich festsetzt. Viele Rücken- und Rheumaschmerzen haben keine andere Ursache. Die Theorie des spanischen Mediziners Ramón Y Cajal hat ein Licht auf die Existenz der so genannten Interstitialzellen geworfen, die vom Bauch produziert werden. Sie spielen eine wichtige Rolle für das Funktionieren der Muskeln und Muskelansätze, weil sie die Botschaften des Kopfhirns weiterleiten. Neuere schwedische und japanische Arbeiten haben diese Entdeckung bestätigt und weitergeführt. Rückenschmerzen, die nach einem Sturz oder anderen äußeren Verletzungen auftreten, sind hier natürlich ausgenommen.

Die vom Magen herrührende Säure lässt eine chronische Entzündung der Darmschleimhaut weiterschwelen, was die Geschmeidigkeit der Muskeln reduziert und die physiologische

Beweglichkeit der Gelenkverbindungen in der Wirbelsäule und an anderen Stellen behindert. Damit ist sie die Ursache der meisten Rücken– und Rheumaschmerzen. Die übliche Reaktion besteht darin, ein entzündungshemmendes Medikament einzunehmen (für das auch die meisten Rezepte ausgestellt werden). Oft besteht dann die Tendenz, die Dosis zu erhöhen, ohne die verhängnisvollen Folgen für den Verdauungsapparat zu bedenken (Magenschleimhautentzündung, Magengeschwür). Solche Arzneimittel wirken analgetisch, das heißt sie lindern Schmerzen, aber als langfristige Behandlung sind sie ungeeignet. Weil sie der Übersäuerung Vorschub leisten, rufen sie im Gegenteil neurovegetative Probleme auf den Plan und machen noch müder, und weil die Schmerzen wiederkommen, sobald Sie die Einnahme abbrechen, können sie sogar für eine Depression verantwortlich sein.

Eine entsäuernde Ernährung, die Entspannung des zentralen Nervensystems mit Hilfe meiner Gymnastik für die zwei Gehirne, eine sportliche Aktivität im Rahmen Ihrer Möglichkeiten und Selbstmassagen rücken den meisten immer wieder auftretenden oder chronischen Rücken- oder Gelenkschmerzen effizient zu Leibe.

Ernährung

▶ Anti-Übersäuerungs-Frühstück (siehe S. 101).
▶ Verteilen Sie die tägliche Nahrungsmenge auf fünf kleine, leichte und abwechslungsreiche Mahlzeiten. Essen Sie langsam.

▶ Streichen Sie Lebensmittel, die eine Übersäuerung auslösen und im Darm Gärungsprozesse mit all ihren Problemen für das neurovegetative System weiterwurgeln lassen.

▶ Verzichten Sie auf Kaffee, Tee, Nikotin und Obstsaft, vor allem auf nüchternen Magen. Eine Umfrage unter 30 000 amerikanischen Patienten, die durchschnittlich vier Tassen Kaffee pro Tag tranken, ergab bei ihnen ein signifikant erhöhtes Risiko, an chronischer Polyarthritis zu erkranken. Auch wenn sie »koffeinfreien« Kaffee tranken – die Statistik veränderte das nicht.

▶ Verzichten Sie tagsüber auf Honig, Konfitüre, Backwaren auf der Basis von Weißmehl, Pizza, Quiche, Kekse, Weißbrot, Schmelzkäse.

▶ Verzichten Sie auf zuckerhaltige Getränke (Limonaden, Sirups etc.)

▶ Essen Sie nicht zu viel rotes Fleisch, Wurst, Frittiertes.

▶ Verzichten Sie auf erhitzte Butter und andere erhitzte Fette. Kurzum: Essen Sie Lebensmittel, die maximal basenbildend sind: rohe oder gekochte grüne Gemüse, Kartoffeln, Mais, Kohl, Karotten, rote Bete, grüne Bohnen, Spinat, mit möglichst vielen antioxidativ wirkenden Küchenkräutern (Schnittlauch, Petersilie, Basilikum, Estragon ...), Obst (Bananen, Pfirsiche, Kastanien, Mandeln ...)

▶ Bevorzugen Sie weißes Fleisch und Geflügel (Huhn, Puter ... vom Bauernhof).

▶ Nudeln, Reis, weiße Bohnen, Linsen, dicke Bohnen und generell alle »langsamen« Zucker verbessern die Gesundheit und schützen Rücken und Gelenke.

Sport

Eine individuell angepasste, moderate und regelmäßige körperliche Bewegung ist nicht kontraindiziert – im Gegenteil, die
Ärzte halten sie für sinnvoll. Sie ist sogar eine ausgezeichnete
Möglichkeit, um die Entzündung zu beruhigen und zu brem-
sen, Schmerzen zu lindern und Muskelmasse zu erhalten.

Das Ziel besteht darin, die Gelenke zu stärken, ohne Schmerzen auszulösen.

Vermeiden Sie alle Bewegungen, die irgendwie wehtun
könnten:

► weil sie zu vehement oder zu schnell ausgeführt werden,
► weil das Gelenk noch nicht dazu in der Lage ist.

Wenn Sie Rücken- und Rheumaschmerzen wirksam angehen
wollen, sollten Sie Ihren Körper möglichst gut kennen lernen.
Haben Sie Geduld, denn das dauert ein bisschen.

Ich kann Professor Xavier Chevalier vom Krankenhaus
Henri-Mondor in Créteil bei Paris nur zustimmen, wenn er erklärt: »Die nicht medikamentöse Therapie ist eine erste und
unerlässliche Etappe bei der Behandlung von Arthrose ... Sie
verbessert nicht nur die Funktionsfähigkeit des Gelenks, sondern senkt auch den Schmerzpegel.«

Die besten Sportarten für die Gesundheit des Rückens und
rheumatischer Gelenke sind vor allem:

► Schwimmen, vorausgesetzt, Sie schwimmen entspannt
ohne ruckartige Bewegungen. Schwimmen beansprucht die
Gelenke nur wenig. Warmes Wasser – noch besser: Salzwasser – verstärkt die positive Wirkung, wenn Sie nicht zu

lange im Wasser bleiben, was die entgegengesetzte Wirkung hätte.

Schwimmen Sie ganz entspannt 20 Minuten, das ist mehr als genug. Machen Sie vor und nach dem Schwimmen eine vorsichtige Wassergymnastik, die heute in allen Schwimmbädern und Therapiezentren angeboten wird.

► Fahrrad fahren ist günstig – vorausgesetzt, Sie fahren auf flachem Gelände und Ihr Sattel und Ihre Lenkstange sind optimal eingestellt. Überanstrengen Sie sich nicht und machen Sie alle halbe Stunde eine Pause, in der Sie umhergehen oder leichte Lockerungs- und Dehnübungen machen.

Wenn Sie keine Gelegenheit haben, im Freien Fahrrad zu fahren, empfehle ich einen Heimtrainer.

► Walken Sie mit geeigneten Schuhen (keine völlig flachen Schuhe oder Schuhe mit zu dünnen Sohlen – denken Sie an den Schutz Ihrer Achillessehne), leichter Bekleidung (wenn Sie unter einer Arthrose im Hals- oder Lendenwirbelbereich leiden, verschlimmert ein schwerer Mantel die Entzündung). Tragen Sie keine Schultertasche, das bringt die Körperstatik aus dem Gleichgewicht.

Walken ist empfehlenswert, wenn Sie alle 20 Minuten eine Pause einlegen.

Die moderate, aber regelmäßige Ausübung eines Sports soll das zentrale Nervensystem entspannen, Ihr Idealgewicht stabilisieren (beim Zu- oder Abnehmen helfen, je nachdem), alle Gelenke stärken und die Lebenskraft im Bauch reaktivieren.

Trinken Sie vor, während und nach jeder körperlichen Aktivität ausreichend Wasser.

Gymnastik für die zwei Gehirne

Bei Rückenschmerzen und Rheuma wirkt diese Gymnastik sehr gut, weil Muskeln oder Gelenke nicht überbeansprucht werden.

Atmung

Durch meine Wohlfühlatmung, die für eine bessere Durchblutung sorgt, werden Säureablagerungen leichter ausgeschieden. Sie entstehen durch extreme Gärungsprozesse im Bauch und setzen sich dann in den Muskeln und Gelenken fest.

Selbstmassagen

Wenn Sie Ihren Bauch so massieren, wie ich es Ihnen empfehle, gehen Sie keinerlei Risiko ein. Die Massagen beseitigen nicht nur Ihre neurovegetativen Störungen, per Rückkoppelungseffekt reduzieren sie auch die überschüssige Magensäure, die Ihre Gelenke beeinträchtigt.

Bauchmeditation

Rückenschmerzen und Rheuma sprechen sehr gut auf die Entspannung an, die sich durch die wiedergefundene Harmonie der beiden Gehirne einstellt.

Schlafstörungen

Der Schlaf entsteht nicht nur in unserem Gehirn im Schädel, sondern auch im Bauch, unserem zweiten Gehirn. Oder besser: Die unerlässliche Harmonie zwischen den beiden Gehirnen bedingt seine Qualität und seine Dauer. Von frühester Kindheit an sind die Schlafrhythmen wie alle anderen individuellen Biorhythmen auch unserer biologischen Uhr eingeprägt. Ihre Regulierung hängt zum großen Teil von Ihrem Bauch ab, in dem, wie man jetzt sicher weiß, die Erschütterungen, Emotionen und Frustrationen unserer ersten Lebensjahre gespeichert sind. Im Übrigen spielt die Ernährung einschließlich des Frühstücks für die Qualität des Nachtschlafs eine wichtige Rolle.

Ein guter Schlaf trägt entscheidend zu Ausgeglichenheit, Wohlbefinden und Gesundheit bei. Beim Schlafen in der Dunkelheit wird Melatonin ausgeschüttet (in seiner künstlichen Form ist es auf dem deutschen Markt noch nicht zugelassen; es federt die Folgen von Schlafmangel oder des berühmten Jetlags ab). Serotonin, ein Neurotransmitter mit anregender Wirkung, wird ebenfalls zum Teil während des Schlafs produziert, und zwar vom Bauch. Ein kranker Bauch gibt zu viel (oder zu wenig) Serotonin ab, was unheilvolle Folgen hat.

Die Wissenschaft hat in den letzten Jahren bedeutende Fortschritte erzielt, was Schlafphasen, Wach-Schlaf-Rhythmus, die Rolle der verschiedenen Großhirnareale, Träume etc. betrifft. Die Reaktionen des Bauches in dieser Hinsicht sind weniger bekannt. Trotzdem sind sie meines Erachtens wesentlich, komplex und direkt an die des Kopfhirns gekoppelt.

Seit kurzem weiß man, dass Schlafmangel das Risiko von Typ-2-Diabetes und einer Gewichtszunahme erhöht, weil er den Kohlenhydrat- und Insulinstoffwechsel durcheinanderbringt. Personen, die an Schlafstörungen leiden, produzieren zu viel Insulin und haben ein drei Mal höheres Risiko, an Herz-Kreislauf-Leiden zu erkranken.

Sie schlafen auch mit dem Bauch. Und ich möchte hinzufügen: Sie schlafen nicht gut, wenn mit Ihrem Bauch etwas nicht in Ordnung ist.

Deshalb habe ich eine ganze Reihe von Empfehlungen zusammengestellt, die Ihren Schlaf verbessern und eventuelle Schlafstörungen abstellen können. Wie schaffen Sie das? Indem Sie Ihrem zweiten Gehirn mehr Beachtung schenken.

Bauchatmung

Ein Viertel bis ein Drittel unserer Zeit verbringen wir mit Schlafen. Mit 60 haben Sie womöglich über 20 Jahre geschlafen. Deshalb ist es nur sinnvoll, sich auf diese wichtige Teilstrecke des Lebens vorzubereiten.

Machen Sie, bevor Sie sich abends im Dunkeln langlegen, genauso wie tagsüber meine Atmung für Entspannung und Wohlbefinden. Und springen Sie nach dem Aufwachen nicht ruckzuck aus den Federn: Atmen Sie noch im Bett, auf dem Rücken liegend und mit angezogenen Beinen, fünf Mal in Folge tief in Ihren Bauch hinein. In diesen entspannten Minuten können Sie Ihren Tagesplan durchgehen – und aus Respekt vor Ihrer biologischen Uhr stündlich eine kleine Pause vorsehen.

Gymnastik für die zwei Gehirne

Den ganzen Tag über zimmern Sie mit Ihren zwei Gehirnen am abendlichen Einschlafen, an einem erholsamen Schlaf und einem ausgeruhten Erwachen. Lassen Sie jede laute, anstrengende Gymnastik und übertriebenes Fitnesstraining sein: keine verbissenen Squash-, Tennis- oder Badmintonpartien, keine Wettkämpfe. Von Entspannung, Yoga, sanftem Stretching oder einer Bauchmeditation indessen werden Ihre beiden Gehirne profitieren. Der Bauch verteilt nicht nur die Nährstoffe, sondern auch die Entspannung, und mit Hilfe des Vagus, der die beiden Gehirne verbindet, kann er Ihren Schlaf beträchtlich verbessern.

Ernährung

Sie schlafen gut, wenn Sie gut verdauen. Die Chancen sind groß, dass eine Magenschleimhaut- oder Dickdarmentzündung, Luft im Bauch oder Verdauungsprobleme direkt für Ihre Schlafstörungen verantwortlich sind. Behandeln Sie in diesem Fall erst diese Grundursache (sehen Sie unter den entsprechenden Stichwörtern nach).

Damit Ihr Bauch seine Aufgaben optimal erledigen kann, müssen Sie im Sitzen, langsam, regelmäßig und in Ruhe essen.

Solange Sie nicht gut schlafen, sollten Sie abends verzichten auf: alle Stimulanzien (Tee, Kaffee, Cola-Getränke, Alkohol, Nikotin), alle schnell verstoffwechselten Zucker (Honig, Konfitüre, Gebäck, Obstsaft) und üppige Mahlzeiten. Suchen Sie sich gut aus, was Sie sich im Fernsehen ansehen wollen – möglichst nichts Gewalttätiges. Herumzappen strapaziert die Augen und damit auch Ihre beiden Gehirne. Streichen Sie alles, was die Verdauung verlangsamen und extrem starke Gärungsprozesse in Gang setzen kann: Suppen (sie dehnen den Magen aus), Mengen an Rohkost und Gemüse, Frittiertes, erhitzte Butter, Käse (vor allem Schimmel- und Schmelzkäse), Kompott, gekochtes Obst. Halten Sie sich mit dem Trinken zurück. Mit ein oder zwei Glas guten Weins zum Abendessen schlafen Sie besser; bei dreien bleibt eine erholsame Nachtruhe auf der Strecke.

Auch einige Lebensmittel eignen sich als Schlummerhilfe: ein Apfel, ein Pfirsich, ein Stück Mango, eine Banane, ein Joghurt, ein Glas Milch, zwei Stückchen Bitterschokolade oder ein Desserttellerchen Mousse au chocolat, leichte, gedämpfte oder in Alufolie im Backofen zubereitete Gerichte ... Beschränken Sie sich bei Kräutertee auf eine einzige Tasse, damit Sie nachts nicht aus dem Bett müssen ...

Lassen Sie sich nicht zum schnellen Griff zur Schlaftablette verführen; solche Pharmazeutika beeinträchtigen das Kopfhirn, bringen die biologische Uhr durcheinander und stören das Bauchhirn bei seiner Arbeit – sie dürfen nie zu einer Gewohnheit werden. Verwenden Sie sie, wenn überhaupt, nur zeitlich begrenzt (in einer Examenssituation, bei einem seelischen Schock), denn sie bringen zwei Probleme mit sich: Sie unterminieren die Beförderung des Verdauungsbreis, und sie verlangen ein gerüttelt Maß an Willenskraft, will man wieder von ihnen loskommen.

Sport

Die Ausübung eines Sports, der Ihnen Spaß macht, ist wichtig, weil moderat betriebene Aktivitäten (Schwimmen, Walking) die Reste des negativen Stresses aus dem Weg schaffen, der sich tagsüber angesammelt hat. Übertreiben Sie es nicht, bleiben Sie innerlich ruhig, entspannt, heiter und gelassen. Ein halbstündiger Spaziergang nach dem Abendessen reicht als Verdauungshilfe und bereitet Sie auf eine geruhsame Nacht vor.

Selbstmassagen

Voraussetzung für einen erholsamen Schlaf ist die symbiotische Zusammenarbeit der beiden Gehirne. Sie kommt auf Touren, wenn Sie vor dem Zubettgehen kurz Gesicht und Kopf massieren. Ich konnte in vielen Fällen Schlaflosigkeit dadurch beheben, dass ich die Patienten zusätzlich zur Gesichts- und Kopfmassage sehr leichte Streich- und Knetbewegungen auf Brustkorb und Bauch ausführen ließ (drei Minuten). Die Entspannung vor dem Einschlafen ist mir tatsächlich sehr wichtig. Leute, die allein in einem Boot unterwegs sind und sich manchmal ungeachtet aller Umstände durch Schlaf erholen müssen, wissen, dass sie sich emotional auf den Schlaf vorbereiten und ihrer biologischen Uhr einen Anhaltspunkt bieten müssen: Sie entspannen und massieren sich.

Bauchmeditation

Sie sollte vor dem Einschlafen die Selbstmassage von Gesicht und Kopf begleiten.

Sexuelle Probleme

Nie zeigt sich die Einheit von Kopf- und Bauchhirn so auffällig, nie ergänzen die beiden sich so wie im Liebesakt. Die Lust entsteht im Kopf, aber zugleich verspüren wir sie tief im Bauch. Ohne die Harmonie der beiden Gehirne kann sich dieses Verlangen nicht voll entfalten. Es kommt zu Komplexen, Problemen, Lustdefiziten, Pannen und Abweichungen. Der Gipfel der Lust ist für den Mann eigentlich gar nicht und für die Frau nur unter Schwierigkeiten zu erreichen, wenn zwischen Kopf und Bauch keine Eintracht besteht. Ein beide Partner befriedigender Liebesakt, ja der Liebesakt überhaupt bleibt ein nicht zu verwirklichender Traum, wenn die Gesundheit des Bauches zu wünschen übrig lässt. Mangelndem Selbstvertrauen, Misserfolgen und Depressionen steht dann die Tür weit offen.

Ein gesunder Bauch dagegen, der perfekt auf das Kopfhirn eingestimmt und zum Empfang seiner Impulse bereit ist, wird die aufkeimende Lust problemlos ihrer Vollendung zuführen. Ein solcher Bauch ist ein Garant für körperliche und seelische Erfüllung, umfassenden Genuss ... und einen großen Schritt in Richtung Glück. Viele sexuelle Probleme von Männern und Frauen – fehlende Libido, Erektionsschwierigkeiten, trockene Vagina, Impotenz, Frigidität, vorzeitige Ejakulation, Schmerzen etc. – können verhindert werden, wenn der Bauch wieder perfekt funktioniert und der möglicherweise verkümmerte Kontakt zwischen den beiden Gehirnen wiederhergestellt wird. Ich halte diese Methode für sehr viel natürlicher und wirkungsvoller als Vitaminpillen, Aphrodisiaka, Viagra und alle anderen stimulierenden Medikamente (die trotz aller gegenteiligen Behauptungen Nebenwirkungen haben). Die jüngsten Arbeiten von Professor Gershon, um den wir auch hier nicht herumkommen, bestätigen meine Meinung. Er hat sich mit sexuellen Hemmungen (Impotenz, Frigidität, Unfruchtbarkeit etc.) beschäftigt und die Rolle eines Neurotransmitter-Moleküls hervorgehoben, das beiden Gehirnen gemeinsam ist: das Netrin.

Atmung

Die Bauchatmung bringt Ihnen vor allem Entspannung und Selbstvertrauen – beide sind Grundvoraussetzungen für einen sexuellen Austausch. Die Bauchatmung befreit und kanalisiert alle Bauchenergien; auf lange Sicht führt sie dazu, dass der Unterkörper besser mit Blutgefäßen versorgt wird. Die Folge: leichtere Erektion beim Mann, feuchtere Vagina bei der Frau.

Gymnastik für die zwei Gehirne

Die Übungen, die den Bauch einbeziehen (aufgeblähter Bauch, als würde er eine Last vorwärtsschieben, eingezogener Bauch, als würde er die Last zu sich heranziehen), erweitern und verengen die Gefäße im gesamten neurovegetativen System. Das Blut strömt vermehrt in den Unterbauch, der Genitalbereich wird vermehrt mit Gefäßen durchsetzt, die Empfindungsfähigkeit der (für sexuelle Aktivitäten wichtigen) Muskeln im Beckenbereich wird größer. Wiederholte, fünf Sekunden lange

Kontraktionen, die Sie zwei bis drei Mal täglich jeweils zehn bis zwanzig Mal in Folge ausführen, kräftigen diese Muskeln. Die von ihnen initiierte Beckenbewegung lässt Sie Ihre Sexualität besser steuern.

Selbstmassagen

Bauch und Hirn sind die beiden untrennbaren Pole der Lust. Die Selbstmassagen fördern Ihre Libido (die sexuelle Lust) und Ihre Orgasmusfähigkeit. Der Hautkontakt bei einer Massage beruhigt bekanntlich Geist und Körper gleichermaßen. Gegen Impotenz und Frigidität können Sie mit zärtlichen Massagen etwas unternehmen, die das Vorspiel zum Liebesakt sein können.

Ernährung

Zwischen Sie und die Lust kann sich nicht nur das Kopfhirn schieben. Auch ein Bauch, den Sie in puncto Ernährung malträtieren, kann dazwischenfunken. Alle zu üppigen, zu fetten, zu schweren, zu weinseligen Mahlzeiten, denen weitere Alkoholika und Zigaretten folgen, strapazieren die zwei Gehirne und sind Lustkiller.

Gutem Sex gehen leichte Mahlzeiten mit bewusst ausgewählten Lebensmitteln voraus. Misstrauen Sie Lebensmitteln, die angeblich Aphrodisiaka sind: Sie halten selten, was sie versprechen.

Bauchmeditation

Viele sexuelle Probleme haben ihren Ursprung in der persönlichen Lebensgeschichte. Der Bauch hat die Narben der Vergangenheit bewahrt. Mit der Bauchmeditation können Sie
über diese schmerzlichen Erinnerungen hinwegkommen und
eine positivere Zukunft planen. Sie hilft Ihnen auch, die alltäglichen Angriffe abzuschmettern, die der Sexualität den Garaus
machen und sie möglicherweise ganz verdorren lassen: Stress,
Angst, Ängstlichkeit, permanenter gesellschaftlicher Druck,
Selbstablehnung, Kommunikationsmangel, Schüchternheit,
Einsamkeit etc.

Die Bauchmeditation bringt Sie von solchen Lustkillern
weg. Weil sie die beiden Gehirne versöhnt und die emotionale
Ausgeglichenheit wiederherstellt, bringt sie Sie Ihrem Partner
näher, erleichtert die Kommunikation und öffnet die Tore zu
Lust und Liebe, denn beide Gehirne geben nun ihr Bestes.

Verstopfung

Eine Verstopfung kann viele Gründe haben. Manche sind ausschließlich körperlicher Natur – die Darmwände werden von der Säure angegriffen, die durch extreme Gärungsprozesse oder einen zu trockenen Stuhl entstanden ist, hauptsächlich auf Grund fehlender Ballaststoffe etc. Andere Ursachen gehen vom Kopfhirn aus und hängen mit Traumata und Ängsten aus der Kindheit (Unterdrückung der Persönlichkeit, Konflikte mit den Eltern etc.) oder den Zwängen des Alltags zusammen. Unsere sitzende Lebensweise, eine schlechte Zeiteinteilung ab dem frühen Morgen, eine ungesunde, unregelmäßige Ernährung oder auch eine Diät zählen zu den verbreitetsten Ursachen einer Verstopfung und ihrem häufigen Begleiter, den Hämorrhoiden. Sie können diese Probleme in den Griff bekommen, wenn Sie meine Empfehlungen in die Tat umsetzen. In den 35 Jahren meiner beruflichen Praxis ist mir noch niemand untergekommen, der es nicht geschafft hat.

Bauchatmung

Verdauungsprobleme lassen sich beilegen, wenn Sie lernen, richtig zu atmen. Mit meiner Bauchatmung gelingt Ihnen das hundertprozentig. Führen Sie sie regelmäßig aus, vor allem wenn Sie nervös oder gestresst sind; das Besondere an ihr ist, dass sie Ihre beiden Gehirne in Harmonie bringt.

Gymnastik für die zwei Gehirne

Eine Verstopfung hat immer einen aufgeblähten Bauch mit Völlegefühl zur Folge. Wenn der Bauch wieder gesund, das heißt flach wird, verschwindet die Verstopfung.

Machen Sie morgens und abends außerhalb der Verdauungsphasen drei bis vier Minuten lang die für den Bauch bestimmten Übungen. Ganz wichtig: Überanstrengen Sie sich nicht!

Ernährung

► Frühstück im Bett war gestern. Kommen Sie gleich nach dem Aufwachen in die Gänge, das regt den Leber-Galle-Trakt an.

► Entscheiden Sie sich beim Frühstück für die Light-Version (siehe S. 103). Ganz wichtig ist, dass Sie langsam, in Ruhe und ohne fernzusehen essen (dieser Rat gilt für alle Mahlzeiten). Trinken Sie anschließend langsam meine Mischung frisch gepresster Obstsäfte: ⅓ Orange, ⅓ Pampelmuse, ⅓ Zitrone. (Wenn die Verstopfung erst einmal weg ist, sollten Sie stattdessen ein Stück Obst der Saison wählen, das leichter verdaulich ist als Saft.)
Nehmen Sie, wenn Sie mit dem Frühstück halb durch sind, einen Kaffeelöffel Olivenöl zu sich.
Eine Tasse Kaffee oder Tee nach einer Mahlzeit fördert die Verdauung und begünstigt die Ausscheidung, während eine große Tasse schwarzer Kaffee oder mehrere Tassen Tee auf nüchternen Magen die entgegengesetzte Wirkung haben.

► Sie müssen mindestens anderthalb Liter Flüssigkeit pro Tag trinken: Mineralwasser, Gemüsebrühe, beruhigende Kräutertees ...

► Vorsicht bei Abführtees und -tabletten, die die Schleimhaut reizen, die Darmträgheit fortsetzen bzw. noch verschlimmern und langfristig den Verlust von Spurenelementen und Mineralstoffen zur Folge haben.

► Abführzäpfchen machen die Darmschleimhaut auf künstlichem Wege gleitfähig und trocknen sie in der Folge aus, sodass jeder natürlichen Ausscheidungsbemühung ein Riegel vorgeschoben wird.

► Nicht zu viel: Süßigkeiten, Honig, Konfitüre, Gebäck, Auszugsmehl (Weißbrot, Toastbrot, Quiche, Pizza), Frittiertes, erhitzte Butter, Wurst, Schmelzkäse.

► Essen Sie regelmäßig, aber ohne mengenmäßig zu übertreiben: gekochte oder rohe grüne Gemüse, die viele Ballaststoffe enthalten.

► Vorsicht: Wenn Sie zu viel Rohkost oder Gemüse essen, bläht das Ihren Darm anomal auf, weil die vielen Ballaststoffe die Darmschleimhaut reizen und einen Gärungsprozess in Gang setzen, der zu ständiger Verstopfung und schließlich Hämorrhoiden führen kann.

► Meiden Sie »diätetische« Nahrungsmittel, die reich an Ballaststoffen sind (Kleiebrot, Müsliriegel, Tabletten ...). Statt den erhofften Erfolg zu bringen, blähen sie ganz schön ...

► Ein leichtes Abendessen verhindert eine Überlastung der Leber.

Sport

Machen Sie jeden Tag einen flotten Marsch, bei dem Sie kräftig ausschreiten – eine Stunde oder zwei Mal täglich eine halbe Stunde. Oder gehen Sie Ihrem Ausdauersport nach. Sie müssen sich bewegen; eine sitzende Lebensweise schadet dem Stuhlgang, weil sie der Darmträgheit Vorschub leistet.

Selbstmassagen

► Putzen Sie sich nach dem Frühstück die Zähne und massieren Sie Ihr Zahnfleisch (zwei Minuten). Das entspannt das zentrale Nervensystem (Kopfhirn), das Ihre Bauchgesundheit beeinflusst und den Verdauungskanal frei macht.

► Gehen Sie anschließend zur Toilette, selbst wenn Sie keinen Stuhldrang verspüren. Wenn Sie sich morgens nicht die Zeit nehmen, Ihren Darm zu entleeren, werden Sie immer unter Verstopfung leiden.

► Streichen Sie behutsam, aber doch fest im Uhrzeigersinn über Ihren Bauch und kneten Sie Zellulitebereiche kräftig durch (jeweils zwei bis drei Minuten vor dem Frühstück und vor dem Abendessen).

Zellulite (»Orangenhaut«)

Die Anfänge einer Zellulite sind im Bauch zu finden und nirgendwo sonst. Sie können diese Ansammlung von Fettzellen im Bindegewebe nur beseitigen oder begrenzen, wenn Sie den Bauch wieder gesund machen und parallel dazu das Kopfhirn entspannen.

Bei Frauen sind die Zellulite-gefährdetsten Körperzonen die Taille, das Gesäß, die Außen- (»Reiterhose«) und die Innenseiten der Oberschenkel und die Arme. Bei Männern sind es Bauch, Hals und Nacken. Zellulite hat nicht unbedingt etwas mit dem Gewicht zu tun: Sie können schmal wie ein Handtuch sein und trotzdem Zellulite haben.

Diese entsteht immer durch eine Störung des neurovegetativen Systems, das die Assimilations-Ausscheidungs-Abläufe durcheinanderbringt und permanent extreme Gärungsprozesse auslöst. Dadurch bleiben Toxine länger im Körper, und eine chronische Vergiftung tritt ein. Wenn das Blut die wertvollen Nahrungsbestandteile aus dem Darm in den Körper pumpt, nimmt es auch Toxine mit. Sie werden an den Stellen im Körper deponiert, die am anfälligsten sind, weil sie am wenigsten von Blutgefäßen durchzogen werden: Und damit ist die Zellulite da. Sie wird fast immer von Ungleichgewichten im Kopfhirn begleitet (Ängstlichkeit, Nervosität, Reizbarkeit).

Alle Zellulite-Behandlungen (Spritzen, Fettabsaugung, Lymphdrainage, Laser, Schlankheitscremes etc.) helfen in den meisten Fällen nicht und sind oft sogar gefährlich. Das Gleiche halte ich von angeblichen Wunderdiäten gegen Zellulite.

Ernährung

Bekanntlich spielt die Ernährung für die Bauchgesundheit und also den Kampf gegen die Orangenhaut eine entscheidende Rolle.

Essen Sie langsam und in Ruhe. Lassen Sie vor allem keine Mahlzeiten aus und naschen Sie nicht zwischendurch, weil das das Leber-Galle- und das Galle-Bauchspeicheldrüsen-System stört. Diätnahrung hält oft nicht lange vor.

Mir geht es vor allem um Ruhe und Gelassenheit im Kopfhirn. Dazu gehört als Erstes, dass ich meine Patienten nicht verunsichere. Ich habe spektakuläre Ergebnisse erzielt, ohne ihnen irgendein Lebensmittel zu verbieten; sie sollten nur weniger von dem essen und trinken, was ernährungstechnisch sowieso in einem schlechten Ruf steht, und die Abfolge der Speisen innerhalb einer Mahlzeit oder über den Tag hinweg verändern. So wird Frustrationen im Kopfhirn, die für die Gesundheit gefährlich sind, die Grundlage entzogen. Auf Grund meiner Erfahrung unterscheide ich drei Kategorien von Esserinnen, die Zellulite haben oder entsprechend gefährdet sind:

▶ Die Naschkatzen: Lassen Sie Zucker und Süßigkeiten nicht ganz weg, aber reduzieren Sie sie um die Hälfte.

▶ Die begeisterten Restaurant-Gängerinnen: Verändern Sie nichts, aber essen Sie sich nicht satt. (Mit meiner Bauchatmung schaffen Sie das spielend.)

▶ Diejenigen, die meinen, ohne Kaffee, Tee, Alkohol und Nikotin nicht leben zu können: Lernen Sie, diese Substanzen zu genießen, sie voll auszukosten, sie bewusst wertzuschätzen – und nach und nach ihre Menge zu reduzieren. Das können Sie nur, wenn Ihr Kopfhirn entspannt ist. Beispiel: Trinken Sie nur eine einzige Tasse Kaffee, nachdem Sie etwas Festes gegessen haben, trinken Sie nur ein Glas guten Weins, essen Sie lieber einen Brownie als ein Stück Sahnetorte.

Bauchatmung

Weil sie das Kopfhirn entspannt, erleichtert sie es Ihnen, Abstand zu gewinnen, sich bewusster für das zu entscheiden, was Sie essen wollen, regelmäßiger zu essen und Naschattacken ein Nein entgegenzusetzen. Die Bauchatmung bringt Ihnen die mentale Energie, mit der Sie die Berge auf Ihrem Teller reduzieren können, ohne dass es zu Gärungsprozessen kommt. Langfristig bleibt dabei Ihre Orangenhaut auf der Strecke.

Sport

Er sorgt im Kopfhirn für Ausgeglichenheit, stimuliert und stärkt alle Körpersysteme, vor allem das Herz-Kreislauf-, das neurovegetative und das Lymphsystem. Wegen der besseren Durchblutung werden Körpergifte schneller ausgeschieden. Sie werden Ihre Zellulite nur ein für alle Mal los, wenn Sie zwei bis drei Mal wöchentlich mindestens 45 Minuten einem Ausdauersport nachgehen.

Gymnastik für die zwei Gehirne

Sie modelliert alle Körperpartien, vor allem den Bauch, dessen Muskulatur sie stärkt. Dieser täglich praktizierten Gymnastik hält keine Zellulite stand!

Selbstmassagen

Mit ihrer Hilfe erspüren Sie die Zellulitebereiche auf Ihrem Bauch. Wenn Sie einen Bereich massieren, wirkt sich das auf alle anderen aus. Durch regelmäßige Bauchmassagen zum Beispiel verschwinden auch die Dellen auf Gesäß, Oberschenkeln und Armen.

Bauchmeditation

Bei der Bekämpfung von Zellulite und überflüssigen Pfunden kommt der Entspannung eine vorrangige Bedeutung zu. Die Bauchmeditation bringt Sie dieser Entspannung und damit der Harmonie der zwei Gehirne ein ganzes Stück näher. Ohne sie ist ein Sieg über die Zellulite unmöglich.

Zum Abschluss

Für mich war es ein Schock: Die offizielle Wissenschaft hat bewiesen, was ich seit meinen Anfängen als Therapeut weiß und anwende: Alles kommt vom Bauch, und ohne eine Harmonie zwischen ihm und dem Gehirn im Kopf ist keine Heilung möglich.

Bei funktionellen Störungen wandert man oft von Arzt zu Arzt, wechselt von Diät zu Diät, vom Medikament zur Kur – und denkt nicht daran, dass das Geheimnis der Gesundheit in einem selbst zu finden ist. Meine Methode zeigt Ihnen, dass Sie selbst Ihr bester Therapeut sind. Die moderne Gesellschaft, die uns oft erstickt, eine direkte Kommunikation fast unmöglich macht, uns vor dem Fernseher oder Computer zur Bewegungslosigkeit verdammt und uns zu Sklaven der Werbung macht, drängt uns zu einem stereotypen, für alle gleichen Verhalten.

Meine Methode gibt jedem von Ihnen das energetische Potenzial zurück, das in ihm steckt; sie gibt Ihnen die Freiheit zum Nachdenken und die Zeit zum Gehen, Essen, Träumen und Lieben.

Alle sieben Grundlagen meines Konzeptes sind das Ergebnis langer Überlegungen und leicht in die Praxis umsetzbar. Ich habe die Zwänge und Verpflichtungen, die Ortsveränderungen und Zeitpläne berücksichtigt, die der Alltag so mit sich bringt. Ich zeige Ihnen den Weg zum Wesentlichen, damit funktionelle Störungen heilen können und schwereren Krankheiten vorgebeugt wird.

Immer wieder bin ich überrascht von den Ergebnissen, die ich bei meinen Patienten beobachte, egal ob es sich um Rückenschmerzen, Erschöpfungszustände, Depressionen, Herz-Kreislauf-Leiden, Diabetes, Gewichtsverluste oder -zunahmen, Schlafstörungen oder Bauchbeschwerden unterschiedlichster Art (Verstopfung, Dickdarmentzündung, schmerzhafte Menstruation) handelt.

Warum fehlt den politisch Verantwortlichen der mitreißende Schwung und der beharrliche Ehrgeiz für den Aufbau eines echten Gesundheitswesens?

Warum wird uns nicht klar, dass wir selbst uns um uns kümmern müssen, wenn wir lästige funktionelle Störungen selbst beheben und den Ärzten bei der Heilung unserer Krankheiten helfen wollen?

Wollen wir gesund sein, oder wollen wir für alle Zeit von Medikamenten, Heilplänen oder Wundermitteln abhängig bleiben?

Ich sage Ihnen: Das Wunder müssen Sie selbst zu Wege bringen. Mein Buch kann Ihnen dabei helfen, wenn Sie bereit sind, für sich selbst Verantwortung zu übernehmen. Ändern Sie ein paar Alltagsgewohnheiten, korrigieren Sie bislang unbewusste, aber folgenschwere Fehler, erkennen Sie Ihre enormen körperlichen und geistigen Möglichkeiten, haben Sie nie mehr Bauchschmerzen und entdecken Sie dank meiner Methode eine neue Art, mit sich selbst im Einklang zu leben, in Harmonie mit Ihren beiden Gehirnen. Der Weg, der vor Ihnen liegt, führt zu Wohlbefinden und umfassender Gesundheit.

Gesund leben und essen

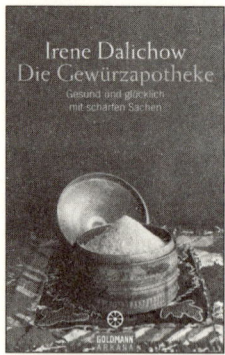

Irene Dalichow, 21790
Die Gewürzapotheke

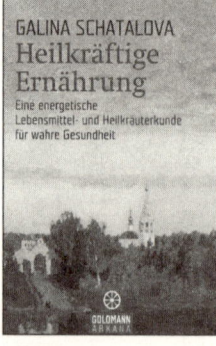

Galina Schatalova, 21745
Heilkräftige Ernährung

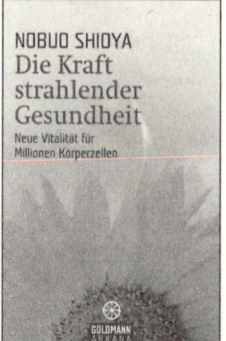

Nobuo Shioya, 21743
Die Kraft strahlender Gesundheit

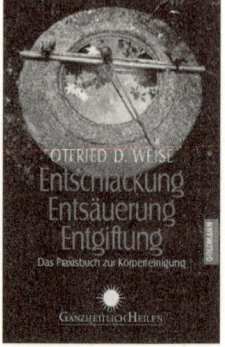

Otfried D. Weise, 14188
Entschlackung

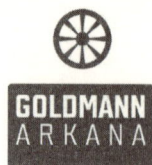

GOLDMANN
ARKANA

Heile dich selbst!

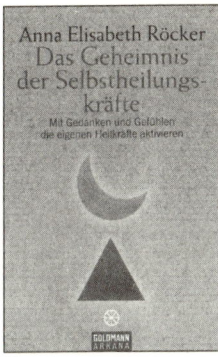
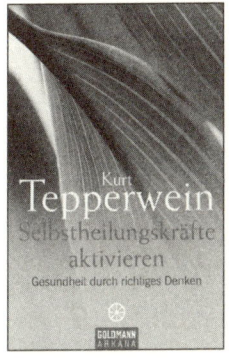
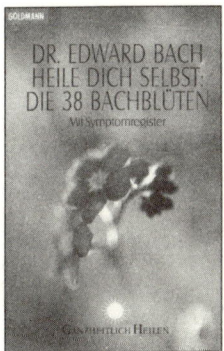
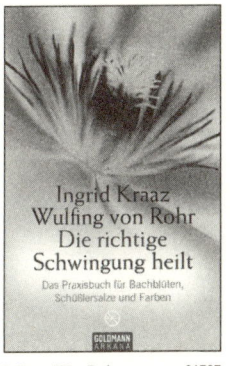
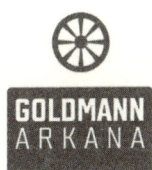

Kurt Tepperwein –
Wohlbefinden für Körper und Geist

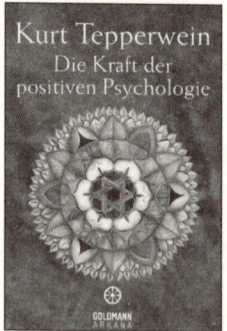

Die Kraft der   21793
positiven Psychologie

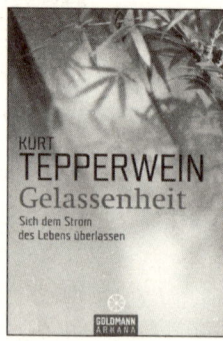

Gelassenheit   21738

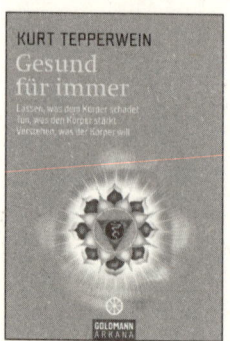

Gesund für immer   21703

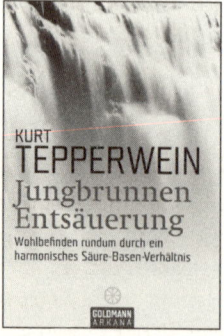

Jungbrunnen   14207
Entsäuerung

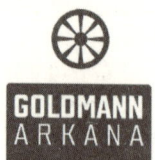

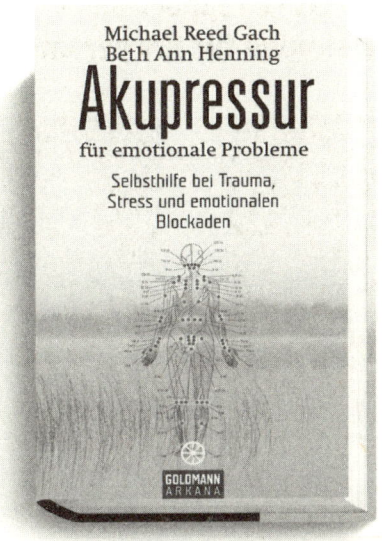

Michael Reed Gach, Beth Ann Henning
Akupressur für emotionale Probleme
ISBN 3-442-33735-6

Seelische Probleme zeigen sich auf der Körperebene als Energieblockaden.
Daher ist die Akupressur, deren therapeutischer Ansatz darin besteht,
Energie wieder in Fluss zu bringen, bestens dafür geeignet, Angstzustände,
negative Stimmungen, Zwangsgedanken, psychischen Stress oder
Depressionen aufzulösen.
Zwei der führenden Akupressur-Spezialisten Amerikas zeigen, wie man mit
regelmäßiger Behandlung den Teufelskreis emotionaler Probleme durch-
brechen und seine Autonomie zurückgewinnen kann – für mehr Freude
und Lebenskraft.

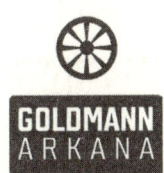

GOLDMANN
ARKANA